CB124267

Humanizando nascimentos e partos

Dados Internacionais de Catalogação na Publicação (CIP)
(Câmara Brasileira do Livro, SP, Brasil)

Humanizando nascimentos e partos / Daphne Rattner, Belkis Trench, organizadoras. – São Paulo : Editora Senac São Paulo, 2005.

Vários autores.
ISBN 85-7359-433-0

1. Nascimento 2. Nascimento – Aspectos psicológicos 3. Parto (Obstetrícia) 4. Parto (Obstetrícia) – Aspectos psicológicos I. Rattner, Daphne. II. Trench, Belkis.

05-3253 CDD-618.4
NLM-WQ 300

Índices para catálogo sistemático:
1. Nascimento : Obstetrícia 618.4
2. Parto : Obstetrícia 618.4
3. Trabalho de parto : Obstetrícia 618.4
4. Humanização na saúde 618.4

Humanizando nascimentos e partos

Daphne Rattner
Belkis Trench
Organizadoras

editora senac são paulo

ADMINISTRAÇÃO REGIONAL DO SENAC NO ESTADO DE SÃO PAULO

Presidente do Conselho Regional: Abram Szajman
Diretor do Departamento Regional: Luiz Francisco de Assis Salgado
Superintendente Universitário: Luiz Carlos Dourado

EDITORA SENAC SÃO PAULO

Conselho Editorial: Luiz Francisco de Assis Salgado
Luiz Carlos Dourado
Darcio Sayad Maia
Clairton Martins
Marcus Vinicius Barili Alves

Editor: Marcus Vinicius Barili Alves (vinicius@sp.senac.br)

Coordenação de Prospecção Editorial: Isabel M. M. Alexandre (ialexand@sp.senac.br)
Coordenação de Produção Editorial: Antonio Roberto Bertelli (abertell@sp.senac.br)
Supervisão de Produção Editorial: Izilda de Oliveira Pereira (ipereira@sp.senac.br)

Preparação de Texto: Roberta Stracieri
Revisão de Texto: Adalberto Luís de Oliveira, Ivone P. B. Groenitz, Eliana Bighetti Pinheiro, Jussara Rodrigues Gomes, Kimie Imai
Projeto Gráfico, Capa e Editoração Eletrônica: Antonio Carlos De Angelis
Ilustração da Capa: Liane Soares
Impressão e Acabamento: Prol Editora e Gráfica

Gerência Comercial: Marcus Vinicius Barili Alves (vinicius@sp.senac.br)
Supervisão de Vendas: Rubens Gonçalves Folha (rfolha@sp.senac.br)
Coordenação Administrativa: Carlos Alberto Alves (calves@sp.senac.br)

APOIO CULTURAL:

Proibida a reprodução sem autorização expressa.
Todos os direitos desta edição reservados à
Editora Senac São Paulo
Rua Rui Barbosa, 377 – 1º andar – Bela Vista – CEP 01326-010
Caixa Postal 3595 – CEP 01060-970 – São Paulo – SP
Tel. (11) 2187-4450 – Fax (11) 2187-4486
E-mail: editora@sp.senac.br
Home page: http://www.editorasenacsp.com.br

© Daphne Rattner, 2005

Sumário

Praticando...

Vivenciando...

Atuando...

Nota do editor

Este livro apresenta uma importante visão panorâmica do que pensam vários profissionais da área da saúde, bem como pais, educadores e sociólogos sobre o momento da vinda de um novo ser humano ao mundo, ou melhor, de como se dá essa vinda. Sofisticação técnica e simplicidade são conceitos que aqui se confrontam, dando origem a uma nova forma de encarar a questão. A *assistência humanizada* no momento do nascimento e parto é hoje uma prática que vem sendo gradativamente aceita pelas corporações médicas e de enfermagem, estando em harmonia com as recomendações da Organização Mundial da Saúde (OMS).

Daphne Rattner e Belkis Trench demonstram aqui sua capacidade de organizadoras de um trabalho que discute sobre a teoria, filosofia, psicologia e implantação de possibilidades desse "humanizar", apresentando sugestões práticas sobre o espaço físico e o atendimento às parturientes, testemunhos de conquistas da assistência humanizada e um pouco da história da Rede pela Humanização do Parto e Nascimento, a ReHuNa.

O Senac São Paulo, por meio desta publicação, vem contribuir para o enriquecimento da literatura nos campos da medicina e da psicologia voltadas à humanização dos procedimentos de obstetras direcionados ao atendimento de parturientes e ao momento do nascimento do ser humano.

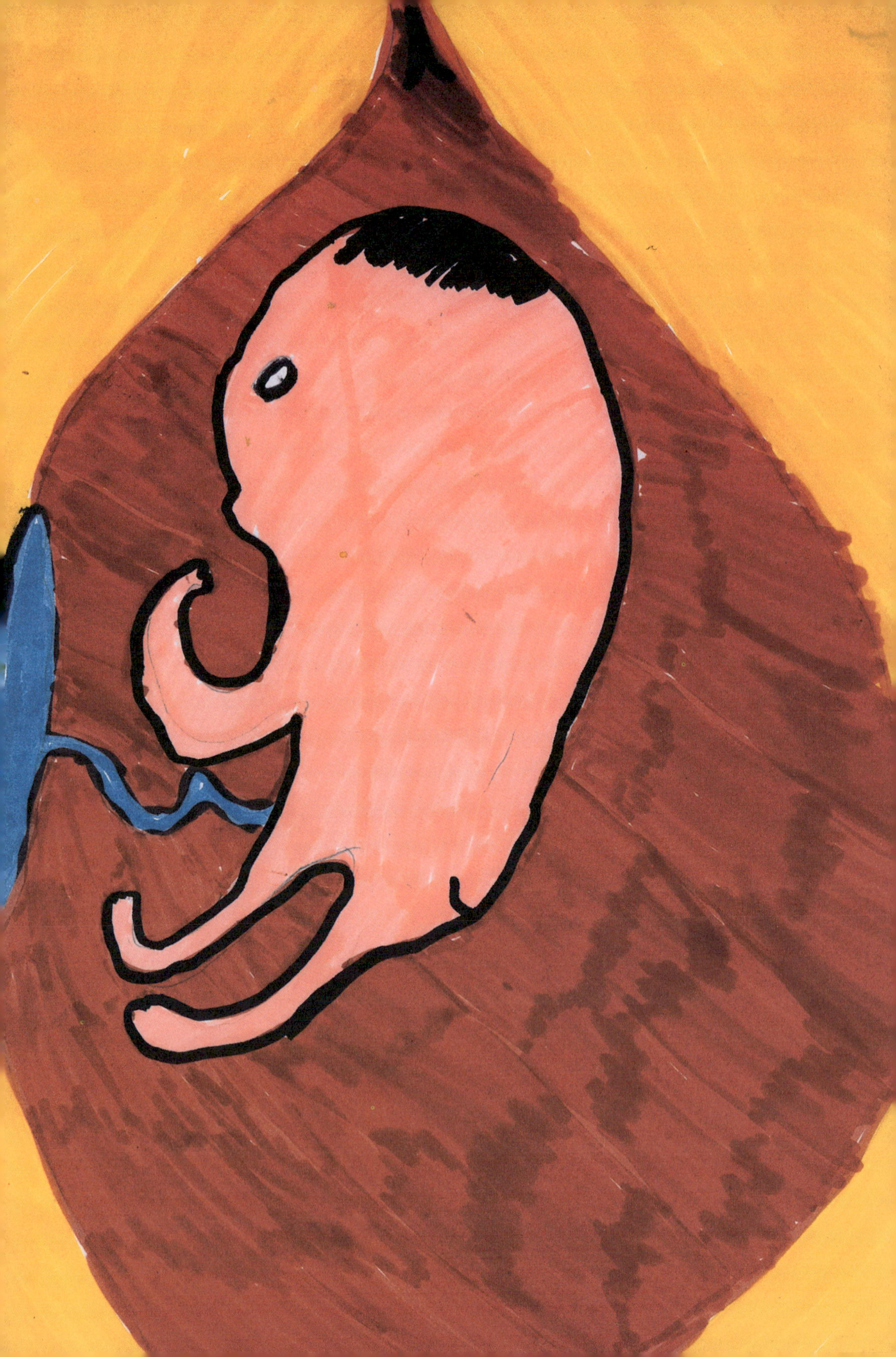

Prefácio

Em meio a dores darás à luz

Gênesis 3, 16

A determinação divina, castigo pelo pecado original, condicionou, na cultura ocidental, uma verdadeira tradição segundo a qual o parto é o momento de expiação da culpa, o que só pode ser feito mediante sofrimento. Aquilo que, no reino animal, é um ato fisiológico não muito diferente de outros atos fisiológicos, ficou assim carregado de simbolismo e de aflição. Simbolismo e aflição que tinham contrapartida nas dificuldades reais que muitas vezes estão associadas ao parto, resultantes das características anatômicas da espécie humana. Não é de estranhar, pois, que aos poucos o parto se tenha tornado um procedimento médico. Nessa trajetória, a cesárea foi um momento decisivo. Numerosas lendas e muitos mitos envolvem o surgimento da cesárea: na mitologia grega, Apolo removeu Asclépio (significativamente, o fundador de um famoso culto médico) do abdome de sua mãe. O termo é habitualmente associado ao nascimento do imperador romano Júlio César, o que parece pouco provável, visto que sua mãe, Aurélia, teve uma vida relativamente longa e à época a intervenção era praticada como medida de último recurso, só em parturientes mortas ou em agonia. Também é possível que a expressão venha do verbo *caedare*, cortar. De qualquer modo, não era uma prática exclusivamente romana – numerosas referências a ela aparecem nas culturas egípcia, hindu e chinesa.

Com a incorporação do parto à prática médica, mudou também o cenário em que era realizado. Nas culturas ditas primitivas, não era raro que uma camponesa interrompesse o seu trabalho no campo para, ali mesmo, dar à luz, ajudada por outras mulheres e, quem sabe, invocando uma das muitas deusas protetoras das gestantes (no Museu de Antropologia da Cidade do México, existem várias esculturas dessas deusas, que têm inclusive papel didático: estão de cócoras, a posição mais adequada para o parto natural). Mas a medicina introduz o hospital, com cada vez mais recursos. Certamente, o parto hospitalar salvou muitas e muitas vidas. Mas também é verdade que facilitou a realização do parto cirúrgico, o que, no Brasil, acabou se traduzindo em números impressionantes. Em certos municípios do estado do Rio Grande do Sul, por exemplo, cerca de quatro quintos dos partos ocorriam por cesárea. Criou-se um verdadeiro clima cultural, que envolve as próprias gestantes e que se traduz na cesárea "a pedido", comum principalmente entre mulheres com alto nível de escolaridade. Dentre outros problemas, este acarreta uma sobrecarga de gastos para o Sistema Único de Saúde (SUS), o grande provedor de serviços de saúde em nosso país; o Ministério da Saúde teve de definir um teto porcentual decrescente para o pagamento de cesáreas aos hospitais, iniciativa que contribuiu para estabilizar ou reduzir as taxas nos serviços do SUS e conveniados, enquanto nos serviços privados tais taxas continuaram aumentando. Por outro lado, são preocupantes, no país, as altas cifras de mortalidade materna.

Tal situação não é, claro, exclusiva do Brasil. Ela levou a Organização Mundial de Saúde (OMS) a formular uma declaração, em 1998, preconizando "o mínimo possível de intervenção que seja compatível com a segurança [...]. No parto normal deve haver uma razão válida para interferir sobre o processo natural". Essa recomendação não leva em conta somente a evidência científica, mas considera também os direitos das mulheres à informação e à decisão em questões de saúde-doença. O termo "humanizar" sintetiza todas essas postulações. É uma reivindicação das mulheres, no caso do parto, mas é também uma reivindicação dos setores mais avançados da área da saúde, preocupados com o crescente desequilíbrio entre tecnologia e relação médico-paciente. De fato, a expressão "humanização da medicina" vem ganhando relevo nos últimos anos e, aos poucos, escolas médicas estão incluindo no currículo a disciplina conhecida como Humanidades Médicas, que tem por objetivo recuperar os aspectos humanísticos da profissão.

A humanização do parto carrega componente emocional importante. Injunção bíblica à parte, o parto é um grande momento na vida da mulher, e da família, e nada impede que seja também uma experiência gratificante. Não se trata exclusivamente de evitar a dor e o desconforto da parturiente; trata-se do apoio proporcionado pela equipe de atendimento, por familiares, por amigos e amigas.

Por todas essas razões, a publicação de *Humanizando nascimentos e partos,* obra coletiva organizada por Daphne Rattner e Belkis Trench, é um evento auspicioso, que deve ser saudado com entusiasmo por todos aqueles que, em nosso país, dedicam seus esforços à causa (porque é, em verdade, uma causa) da humanização do parto. Apresenta importantes trabalhos, que abordam os aspectos técnicos e científicos do parto, e inclui depoimentos pessoais de extraordinário valor. O livro representa também um marco na trajetória de pessoas que, por seu trabalho, dão um exemplo de coerência, de dignidade e de excelência científica. Não é apenas um texto. É uma celebração.

MOACYR SCLIAR

Escritor, médico especialista em saúde pública e doutor em ciências pela Escola Nacional de Saúde Pública.

Agradecimentos

São tantos...

Aos nossos pais...

Aos companheiros e às companheiras de batalha pela humanização, do Genp, da ReHuNa...

A outras aliadas e aliados, parceiras e parceiros...

Às autoras e aos autores que colaboraram para a construção coletiva deste livro...

A Liana Soares e Ana Amélia Bueno, que generosamente contribuíram para compor o encanto visual deste livro.

Às crianças que souberam tão coloridamente expressar suas visões desse processo...

Aos integrantes da Comissão Editorial (Nelson Brandão, Silvia Maria Teixeira, Siomara Roberta Siqueira) e à direção do Instituto de Saúde (professora doutora Maria Lúcia Rosa Stefanini), pelo constante apoio...

À Secretaria de Estado da Saúde, na pessoa do secretário doutor Luiz Roberto Barradas Barata, pelo caloroso acolhimento e apoio à nossa proposta deste livro...

A todas e a todos, a nossa gratidão!

Daphne e Belkis

Um agradecimento especial aos terapeutas que contribuíram para a recuperação de minha saúde.

Daphne

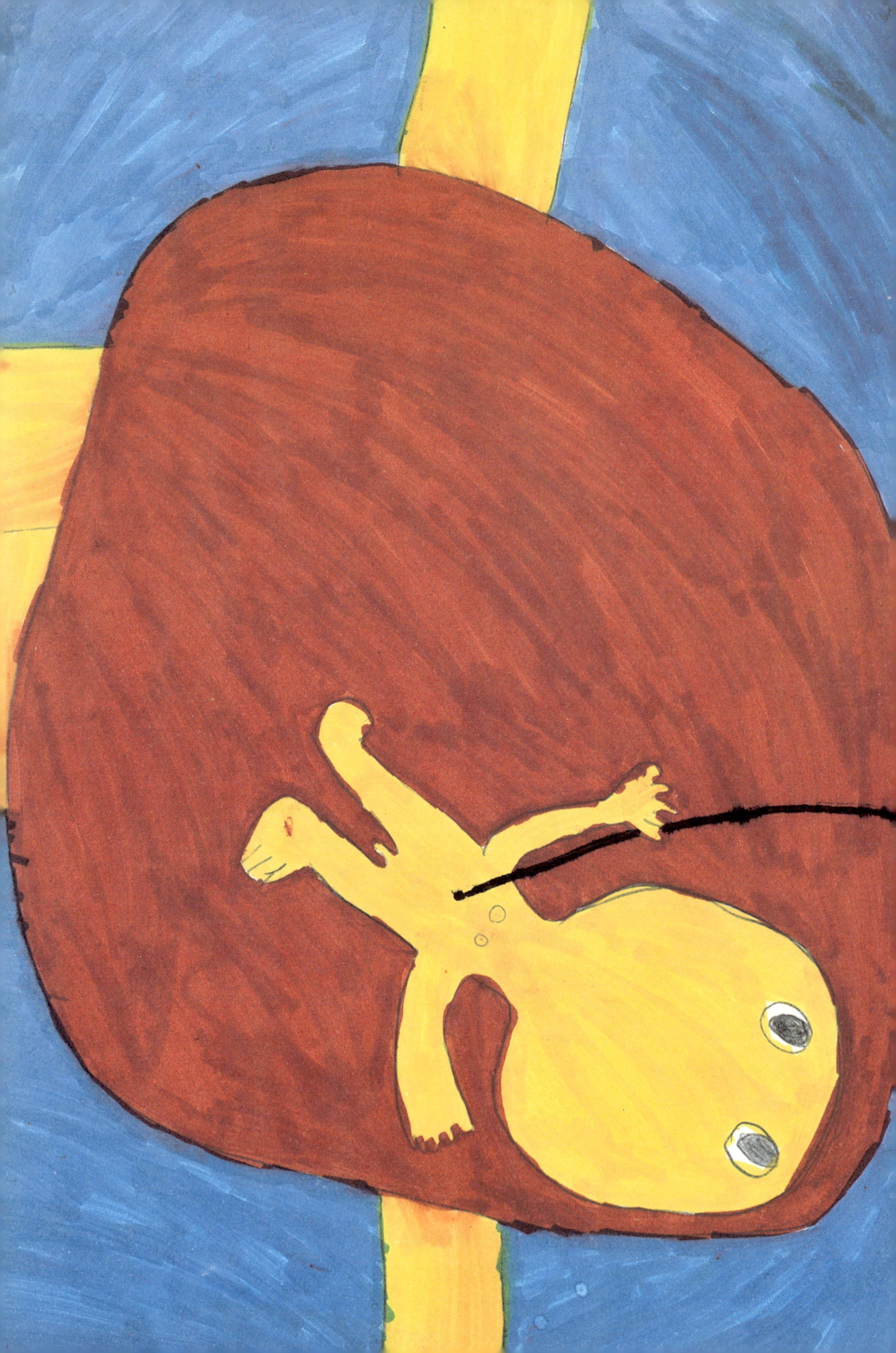

Apresentação

De início, era apenas a dúvida... Éramos poucos, com práticas distintas, origens diversificadas, profissões diferentes... e cada qual com a sua perspectiva teórica ou prática do "humanizar". Alguns havia que, modestamente, sem alarde, buscavam alternativas e praticavam suas convicções, e há muito já vinham seguindo o proposto por Leboyer[1] de, com delicadeza, ajudar pessoas nascentes a adentrar essa vida que se inicia ao deixar o aconchego uterino, assim como oferecer a alternativa de um parto respeitoso a mulheres que dão à luz. Outros, apenas recentemente haviam respondido ao chamado que esse verbo lhes sugeria.

O termo nos parecia fugidio, incorpóreo – e, talvez por isso mesmo, suscitador de conflitos, mormente sobre sua aplicação na prática da assistência.

Do nosso Grupo de Estudos sobre Nascimento e Parto, o Genp, surgiu a proposta do *workshop*, sendo que Marta Fajardo, da Organização Pan-ame-

---

1 Frédérick Leboyer: obstetra francês que na década de 1970 propôs alterações no parto, para que o ingresso do bebê ao mundo se desse de maneira menos agressiva – eliminação das luzes fortes, dos ruídos altos e excessivos, etc.

ricana de Saúde (Opas), foi uma aliada desde a primeira hora, facultando com o apoio financeiro a sua realização. Bem acolhido – com poucos participantes, mas todos de excelente calibre, e com poucas perguntas geradoras –, o *workshop* foi realizado em 10 de abril de 1997.

Foi uma discussão rica e profunda, que motivou a idéia deste livro. Então, algumas das pessoas solidárias à nossa preocupação (ainda que não tivessem participado do evento) foram convidadas a contribuir para o aprofundamento de certas facetas desse conceito. E o resultado é este conteúdo que aqui se oferece a uma leitura que, esperamos, venha a ser deleitosa.

Se a apresentação visual é convite à sua leitura, tenho de confessar: nossa história é ainda mais rica em colaborações frutíferas, pois, conhecendo a concepção de planejamento gráfico de Belkis Trench, conseguimos que ela se deixasse seduzir por essa oportunidade de criação. Generosa de idéias, sua atuação foi além da sugestão de ilustrações criadas por crianças: cativou sua amiga Ana Amélia Bueno, professora de Educação Artística da Escola Nossa Senhora das Graças, e, numa radiosa tarde de setembro, pude compartilhar com crianças de três classes de 1ª série idéias, perguntas, respostas, sentimentos, temores e outras concepções sobre o nascimento. As imagens depõem sobre sua criatividade, assim como sobre a habilidade de Ana Amélia em suscitá-la, dispensando qualquer comentário adicional.

Com o tempo, idéias foram amadurecendo, capítulos foram sendo incorporados e, mais recentemente, surgiu a inspiração de organizar este mosaico de cores atraentes nas várias possibilidades do "humanizar": *Refletindo...* sobre a teoria, a filosofia, a psicologia, a implantação..., de forma individual ou coletiva: grandes contribuições e convites para pensar! *Praticando...*, com sugestões práticas para quem deseja saber um pouco do que é possível ser feito nos serviços quando se humaniza: o espaço físico, o atendimento, o ensino, etc. *Vivenciando...* histórias pessoais de conquistas da assistência humanizada: no parto, no nascimento da criança e na possibilidade de participar como acompanhante no parto, ou seja, o exercício de um direito legal... E, finalmente, *Atuando...* onde são dados a conhecer vários documentos da história da Rede pela Humanização do Parto e Nascimento, a nossa ReHuNa.

E, se a história do livro termina aqui, muito mais há a relatar: de fugaz e evanescente que era, em 1997, o conceito de humanização agora tomou forma e corpo e está assumindo proporções adultas. Na ReHuNa, constatamos que nossas aspirações de assistência humanizada se acoplavam total e harmoniosamente às recomendações da Organização Mundial de Saúde (OMS) e, à assistência ao parto e ao nascimento com base em evidências científicas. Conseqüentemente, tratamos de assumi-las como nossas bandeiras.

As corporações médica e de enfermagem foram, gradativamente, familiarizando-se com o conceito e incorporando-o em suas práticas, esta última aceitando valorosamente o desafio do novo paradigma de ocupar, na sua nova prática, o espaço dos Centros de Parto Normal (ou casas de parto).

A mídia se abriu para veicular nossas propostas, que têm tido recepção e adesão calorosas por parte da opinião pública.

Profissionais dos principais hospitais particulares de São Paulo, pejados de suas altas taxas de cesárea, constituíram o Grupo de Estudos Partejar, que por certo período aprofundou a discussão sobre sua assistência, assim como considerou propostas alternativas. Embora com pouco impacto sobre as taxas de procedimentos cirúrgicos, percebeu-se, todavia, a crescente consciência desses profissionais a respeito de suas práticas, o que certamente influirá na vontade de mudança.

Também outros estabelecimentos hospitalares têm adotado medidas criativas, como a implantação de residência em enfermagem obstetra – ou cursos para doulas –, entre outras.

E os poderes públicos constituídos também estão se incorporando ao fluxo: já há tempos a Secretaria Municipal de Saúde do Rio de Janeiro vem implementando práticas humanizantes, sendo que, em sua segunda gestão, a equipe conseguiu que a presença do acompanhante durante o trabalho de parto e durante o parto se tornasse obrigatória em todos os hospitais públicos municipais. Nesse mesmo sentido, há item que integra lei estadual em São Paulo: originalmente iniciativa do Fórum de Patologias do Estado de São Paulo, a *Cartilha dos direitos do paciente* foi encampada e transformada em projeto de lei na Assembléia Legislativa e ratificada como Lei Estadual 10.241 pelo então governador Mário Covas.

Porém, o mais surpreendente parceiro para a difusão e efetivação de nossas propostas foi o Ministério da Saúde, que, corajosamente, adotou medidas de impacto no sentido da humanização dos serviços, tais como: política de limitação do repasse de recursos aos hospitais condicionada à taxa de cesáreas; apoio efetivo (e financeiro) à implantação dos Centros de Parto Normal; subvenção a cursos de especialização em enfermagem obstetra; reconhecimento, por meio de remuneração específica, da assistência ao nascimento prestada por enfermeiras obstetras e parteiras tradicionais; inclusão da analgesia de parto no rol dos procedimentos reembolsáveis pelo SUS; instituição do Prêmio Galba de Araújo[2] para estabelecimentos hospitalares selecionados por sua prática de humanização; incentivos financeiros às garantias de assistência pré-natal e de leito para o parto; e proposta de campanha de "tolerância zero" em relação a denúncias de violência institucional. Além disso, incumbiu-se da tradução e da distribuição do documento de assistência ao parto normal que traz as

[2] Galba de Araújo, nascido em 1917 e falecido em 1985, foi um importante ginecologista e obstetra cearense. Grande defensor do parto natural e homem que muito fez para melhorar a qualidade do parto domiciliar, junto com as parteiras tradicionais em comunidades pobres, uniu conhecimentos científicos com os da população.

recomendações da OMS de 1996. E elaborou como norma técnica o manual *Parto, aborto e puerpério: assistência humanizada à saúde.*

Inspirados nessas diretrizes, estados, municípios e instituições prestadoras de assistência têm organizado cursos e seminários no sentido de agilizar modificações das práticas que se coadunem com esses princípios e recomendações.

Culminamos com o termo "Humanização do Parto e Nascimento", sendo adotado para dar a denominação a uma conferência internacional realizada no ano 2000 na terra de Galba de Araújo.

Mas nem tudo foram ganhos: no início desse mesmo ano, perdemos uma grande amiga, a Angela Gehrke da Silva, a parteira alemã (como ela gostava de se denominar), grande pessoa e excelente parceira na construção da ReHuNa (além de colaboradora deste livro), que conseguiu, com seu trabalho, mostrar a viabilidade de um modelo de assistência humanizada ao nascimento, nos moldes de países desenvolvidos, numa região desprivilegiada e periférica de São Paulo, o Jardim Monte Azul. Saudades, amiga...

E nem tudo são avanços: enquanto a Secretaria Municipal de Saúde do Rio de Janeiro corajosamente adota como sua política a implantação de Centros de Parto Normal, para exercer práticas baseadas em evidências científicas, de maneira mais humanizada, em vários pontos do município, a corporação médica local leva sua oposição ao ponto de colocar uma ação no Judiciário visando impedir essa proposta...

Como se vê, neste curto espaço de tempo, muito se caminhou – e mais há ainda que avançar. E percebemos que é flagrante a carência de material de leitura e apoio a todas essas recentes iniciativas. Há muito a ser descoberto do que é e como se pode humanizar – estamos apenas começando.

E é no sentido de diminuir essa carência e estimular outras contribuições que este nosso esforço coletivo vem à luz: para um pequeno livro, foi um longo trabalho de parto – mas esperamos que ele ilumine, favoreça e facilite o trabalho de outros que, como nós, almejam mais beleza e delicadeza para a humanidade, desde o princípio, ao nascer, e para aquelas que nos geram...

Daphne Rattner

Fernanda

querida Daphine voce e muito legal
voce Mifei lenbrar das coisas lindas
das vidas e acabou me ensinano e eu aprendi
muito coisa brigado pela palestora.

Fernanda

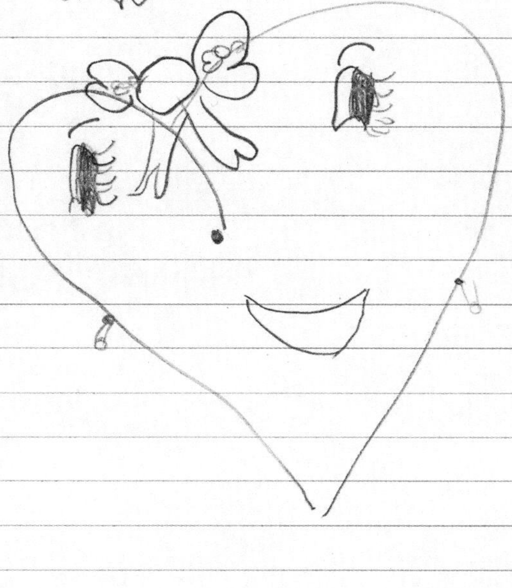

12/9/97

crida Daphine

midescupe se eu amagrei adorei
sua aula a dorei saber sobre o nene
gostei de varias coisas gostei de saber
que o nene e tanbem que o nene
mostra um soriso para me equesemdo
augus medicos batem no nene e augus
não batem no nene miu beijos adorei qui você ve

Laura

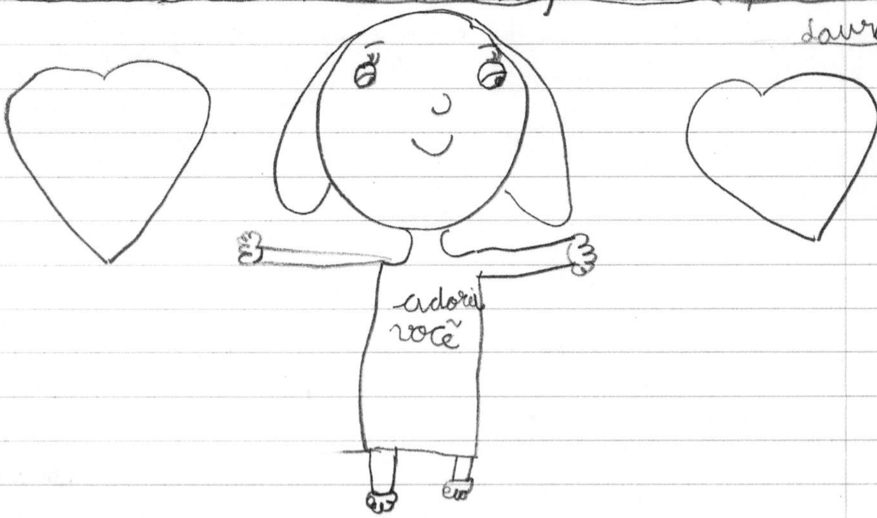

Reflexões sobre qualidade e humanização

DAPHNE RATTNER

Nestes tempos que vivemos, tem crescido em nosso país a consciência de cidadania, que culminou com o *impeachment* de um presidente cujo desagrado pela qualidade de seu desempenho foi unanimidade nacional.

Em paralelo, a consciência da população sobre outros de seus direitos também foi tomando corpo. Um dos exemplos mais palpáveis é o crescimento das queixas e reclamações nas delegacias e procuradorias do direito do consumidor. E, infelizmente, serviços médicos e de saúde – públicos e privados – são os campeões das citações, líderes indiscutíveis da insatisfação geral, seja pelas cobranças abusivas, seja em decorrência do que é considerado, pelo consumidor, um atendimento de má qualidade.

Às vezes, as organizações médicas mostram-se sensíveis às críticas. Em decorrência das propostas de avaliação de qualidade da indústria japonesa (Total Quality Management ou Gestão da Qualidade Total), iniciou-se no hemisfério Norte, na década de 1990, um movimento em busca de indicadores de qualidade (Total Quality Control ou Controle da Qualidade Total), que, no caso da saúde, já se traduziu em sociedades de profissões médicas e afins de garantia de qualidade, periódicos científicos e organizações de monitoramento dos indicadores hospitalares (a exemplo da Joint Commission on Accreditation of Health Care Organizations, nos Estados Unidos). No Brasil, esse processo teve um início mais tardio; porém, veio acompanhado de outra movimentação interna dos serviços de saúde: pela humanização da assistência.

Mas o que é qualidade e o que seria humanização? Há semelhanças entre ambas ou serão as diferenças irreconciliáveis? Será que, quando se coloca a "bandeira" da humanização dos serviços, está implícita a ocorrência de sua desumanização? O que seria uma assistência mais humana? São muitas, e complexas, as perguntas, e esta será apenas uma primeira tentativa de respondê-las.

Em primeiro lugar, cabe identificar os atores do processo de atenção, a começar pelo usuário, gerador da demanda dessa assistência. Outros atores são: os profissionais da saúde, com destaque especial para o médico; a instituição em que se processa a assistência, seja hospitalar, seja ambulatorial; o sistema de saúde, de que faz parte essa instituição; e o contexto para que ocorra essa assistência, que é nossa sociedade, com seus valores, suas tradições e sua história recente de conquistas constitucionais de saúde como um direito de todos e um dever do Estado, contribuindo para gerar uma expectativa de desempenho profissional.

A qualidade da assistência será vista diferentemente por todos esses atores, pois cada qual tem objetivos e expectativas diversos: os profissionais perguntar-se-ão até que ponto atingiram o objetivo de toda e qualquer assistência, ou seja, aliviar o sofrimento físico e o mental, bem como evitar um sofrimento desnecessário; o usuário também buscará avaliar o alcance desse mesmo objetivo, mas sua avaliação implicará outras considerações, uma vez que não detém conhecimento técnico para tal "aquilatação" – tentará sobreviver com dignidade ao episódio que o acomete; a qualidade, sob o ponto de vista da instituição, também introduzirá outros elementos, como a relação entre o custo e a necessidade dos procedimentos principais e auxiliares; e, finalmente, sob o ponto de vista do sistema de saúde, a qualidade será avaliada em termos da acessibilidade aos serviços, de sua universalidade, de sua cobertura e de seu impacto nos indicadores de morbidade e mortalidade populacionais.

Por motivos vários, a literatura sobre avaliação da qualidade na área de saúde tem-se centrado basicamente sobre dois dos atores desse processo: por um lado, busca-se verificar a adequação da instituição e, por outro, tanto a adequação da assistência ao indivíduo como a satisfação deste como cliente.

Para a avaliação da qualidade da assistência institucional, Avedis Donabedian, considerado o decano das avaliações de qualidade, propôs a tríade dos aspectos referentes à estrutura, ao processo e ao resultado. Pedindo perdão pela abordagem talvez excessivamente técnica, cabe comentar que a avaliação da estrutura tem sido medida por diferentes instrumentos, também utilizados para acreditação,[1] e compreende a aquilatação: da adequação dos recursos físicos, ou área construída; dos equipamentos existentes; dos recursos humanos, em quantidade e qualificação; dos esquemas para planejamento e programação da administração institucional; do suprimento de material de consumo; bem como de outras características consideradas importantes para o desempenho de sua função institucional. Em documentos internacionais, esse processo de avaliação também tem sido denominado de "Condições de eficiência dos serviços" e é indiscutível que, apesar de interessar a todos, seu conteúdo concerne mais às responsabilidades do administrador.

Quanto ao resultado, este é conseqüência tanto da estrutura como do processo de assistência, assim como das condições em que os usuários chegam aos serviços, e pode ser medido por vários meios. Os indicadores

[1] Acreditação: processo de avaliação da instituição por parte de um organismo externo de reconhecida competência, que lhe confere um certificado de qualidade ("crédito") para funcionamento.

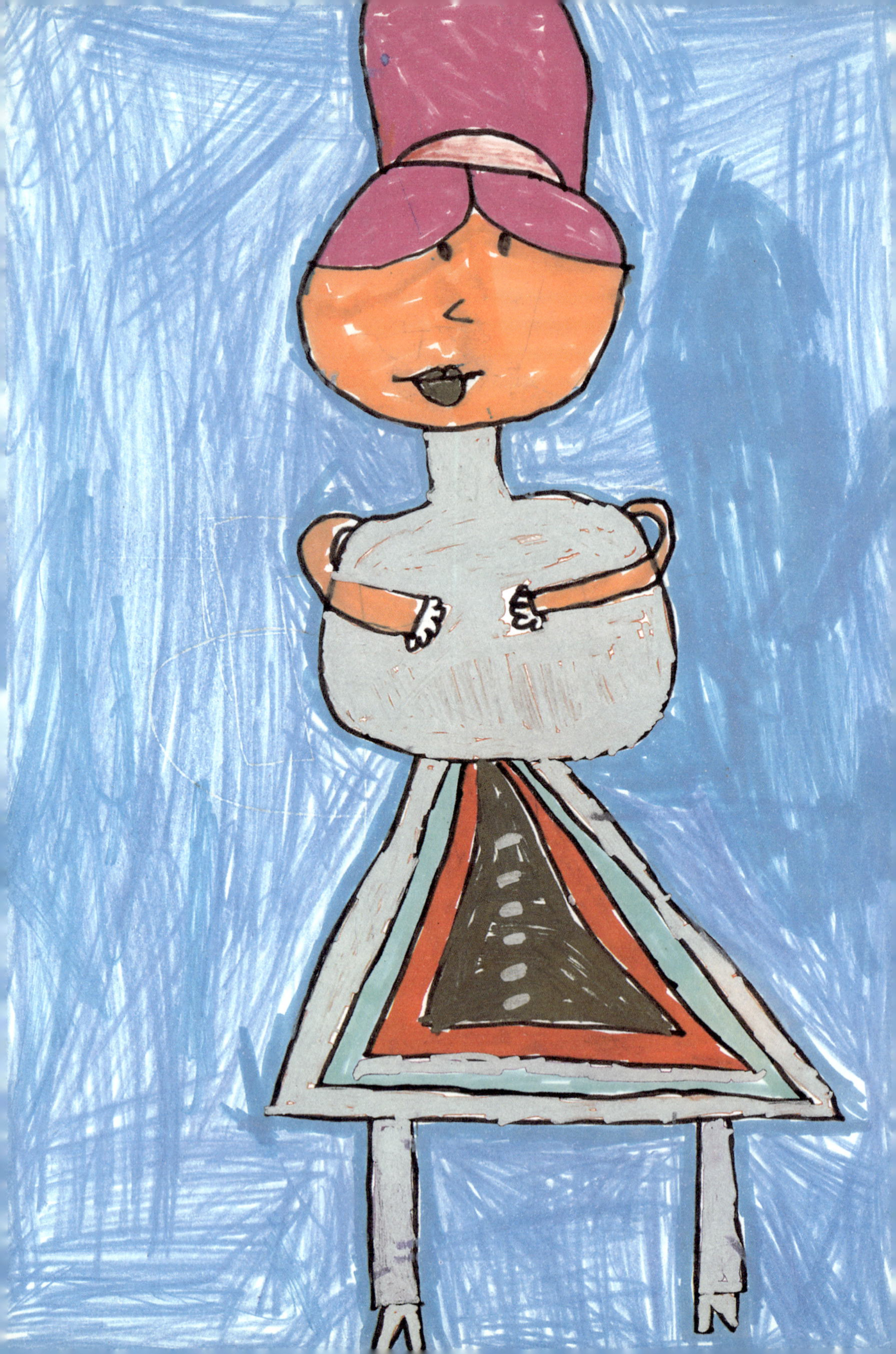

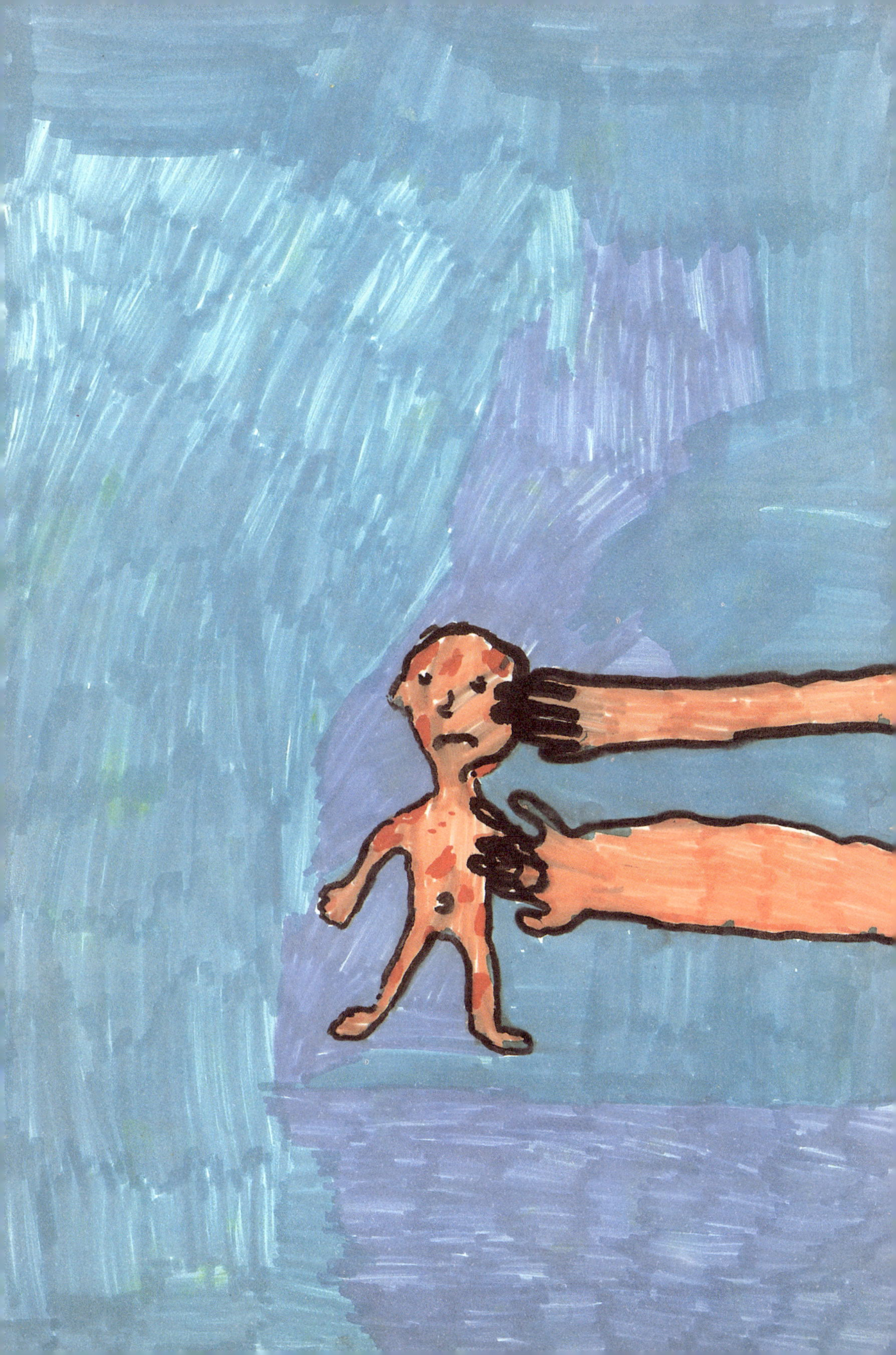

tradicionalmente adotados para essa avaliação da assistência têm sido óbitos, doenças e/ou incapacidades decorrentes da assistência, e insatisfação ou desconforto da clientela, sendo que os primeiros são considerados mais objetivos, porém mais raros, e os últimos dependem da consulta aos principais interessados – e, naturalmente, o teor das respostas variará muito em função do conteúdo do que lhes for perguntado (por exemplo: um dos hospitais de grande prestígio da cidade de São Paulo detectou queixas de sua clientela apenas no que se referia ao estacionamento e à lanchonete...).

O ponto mais importante, e mais complexo, da avaliação da qualidade reside na avaliação do processo de assistência, que, de acordo com Donabedian, compreende a competência do desempenho técnico e a qualidade da relação interpessoal. Este é o aspecto de maior interesse para avaliar a atenção prestada por médicos. Enquanto na avaliação da estrutura se investiga o número de profissionais e seu grau de especialização, no processo será verificado se, tecnicamente, seu desempenho corresponde ao que é esperado, de acordo com o atual estágio de desenvolvimento do conhecimento e da tecnologia. E é aqui, na avaliação da qualidade do processo em termos da relação interpessoal, que se verifica a importância da humanização.

Infelizmente, tem-se detectado entre os colegas médicos uma tendência a supervalorizar a qualidade do desempenho técnico, relegando a segundo, terceiro ou último plano a preocupação com a relação interpessoal. Há médicos que preferem conversar com uma ressonância magnética do que com o cliente, ou ouvir o ultra-som em vez da história relatada pelo paciente – e isso, possivelmente, sem considerar as possibilidades de resultados falsos positivos ou falsos negativos. Não deve ser raro esse episódio que me foi relatado, em que a investigação de uma dor de cabeça constou de uma tomografia.[2] Também grande foi meu desen-

[2] Cabe salientar que, também nos Estados Unidos, o país da medicina empresarial e defensiva por excelência, qualidade não é sinônimo de excesso de exames subsidiários,

canto com um serviço de assistência ao parto. Estando próxima à sala de admissão de um dos serviços por mim visitados, pude ouvir o seguinte monólogo de um residente: "Xi, dona. Parece que seu filho é pélvico,[3] é, seu filho é pélvico. Acho que a senhora vai entrar na faca, é, a senhora vai entrar na faca. Deixa eu ir lá dentro confirmar, mas a senhora vai entrar na faca".

Tal episódio ilustra bem a degradação atual da relação médico–paciente: a parturiente certamente chegou ao serviço de assistência ao nascimento plena de ansiedades quanto ao desenrolar e à finalização de sua gestação. Uma comunicação que utiliza um vocabulário que não integra seu cotidiano ("é pélvico") para referir-se ao seu futuro filho somente irá aumentar-lhe a ansiedade, não contribuindo para esclarecer o que está sucedendo. E "pélvico" poderá lhe significar qualquer coisa, até que o que a espera – o bebê que foi tão ansiosamente, por nove meses, aguardado – é um monstro. E a maneira como lhe é comunicado que é candidata a uma cirurgia ("a senhora vai entrar na faca") também não prima pela consideração aos seus sentimentos.

Outro episódio que tive oportunidade de vivenciar mostrou-me como um hospital universitário da capital do estado de São Paulo, um dos mais conhecidos e afamados nacional e internacionalmente, foi incapaz de dar resposta a uma parturiente durante a madrugada. A pessoa responsável pelo plantão da obstetrícia não se aprofundou na anamnese (investigação preliminar da queixa), não examinou apropriadamente a informação constante do cartão do pré-natal, desconsiderou o resultado da ultra-sonografia,

ou grande sofisticação de equipamentos: de acordo com Donabedian, excesso de exames com resultados negativos – e, portanto, mal-indicados – é sinônimo de má qualidade, pois estes incrementam os custos sem nada acrescentar ao diagnóstico, sendo possível ainda que estejam sendo sonegados a quem deles verdadeiramente necessitaria.

3 Apresentação pélvica (ou pélvico-podálica): ocorre em uma minoria dos nascimentos. Diferentemente da apresentação cefálica, em que a cabeça nasce primeiro, a saída do bebê se inicia pelos pés ou nádegas. Há manobras para virar o bebê, ainda durante a gestação, e também há manobras para liberar a cabeça, ao final do trabalho de parto, quando a apresentação for dessa forma. Ocasionalmente, esses casos podem evoluir para cesárea, principalmente se esse for o primeiro parto da mulher.

sentia-se pouco à vontade para utilizar o sonar ou o amnioscópio, e acabou devolvendo para a rua a parturiente com suspeita de amniorrexe prematura (ou bolsa rota ou ruptura da bolsa das águas) à 27ª semana, cujo colo já apresentava cinco centímetros de dilatação – e o bebê não sobreviveu. Aparentemente, a residente (se não era uma acadêmica) não contava com supervisão, pois a decisão de dispensa deu-se sem a participação de profissional capaz de avaliação mais abalizada do caso. Aqui, mais do que falta de consideração com a paciente, evidenciou-se despreparo técnico, além de uma autonomia inadmissível, ocasionada por omissão de responsabilidade.

Portanto, não é possível isentar preceptores e outros responsáveis pela formação dos profissionais. A eles caberia demonstrar aos seus alunos, na prática, como se realiza uma anamnese adequada, como se colhem as informações, como se cria um *rapport*, ou uma relação de confiança com o usuário e como se chega a uma decisão o mais benéfica possível para esse usuário. Também lhes caberia adotar o papel de modelo, ou *role model*, a partir do qual o ensino médico, que se limita em muitas escolas médicas à transmissão de informações, poderia adquirir a dimensão de educação médica, formando médicos que seriam tecnicamente competentes, mas, principalmente, humanos, sabedores de como lidar com o sofrimento e a dor alheios.

Não se quer aqui reduzir a importância do ensino–aprendizagem das técnicas cirúrgicas, ou dos mais recentes avanços em termos da utilização de aparelhagem sofisticada para diagnósticos e terapêuticas. Pretende-se apenas lembrar a existência de uma tecnologia muito simples e de baixo custo, fundamentada na interlocução com quem demanda o serviço – que pode ser tão ou mais reveladora das peculiaridades de sua doença do que os aparatos tecnológicos.

Ao fim e ao cabo, pode-se afirmar que, em geral, ocorreu um distanciamento entre o objetivo original da prática médica – qual seja, o alívio dos sofrimentos físico e mental – e a maneira como se desenvolve a atividade profissional atualmente, em que os profissionais se limitam a diagnósticos e terapêuticas, numa prática o mais tecnológico-intensiva possível. Essa deturpação provocou a deterioração da qualidade da assistência, com prejuízo principalmente do componente de relação interpessoal da qualidade do processo.

Mas algumas perspectivas positivas podem ser antevistas: em um dos hospitais públicos por mim visitados, o chefe da obstetrícia conseguiu que as pacientes passem a ser chamadas por seus nomes, e não por "mãezinha", ou "mãe". Elas também são informadas, e portanto são capazes de nos informar, de quais são as suas doenças e de qual medicação lhes é administrada. Além disso, nesse hospital, o pai/marido não é visita, sendo-lhe facultado o acesso na ocasião de sua possibilidade. Um outro hospital, privado, abre suas portas um sábado por mês à visitação de casais ou gestantes. Nessa ocasião, conhecem o hospital, são exibidos filmes sobre partos normais e cesáreos, recebem explicações sobre a anestesia, visitam o berçário e fala-se sobre o sistema de alojamento conjunto, sendo respondidas as suas perguntas; enfim, prepara-se a gestante para ser uma parturiente cônscia do que lhe vai suceder. De acordo com a informação dos profissionais desse hospital, as parturientes que foram preparadas ficam menos ansiosas, choram e gritam menos durante os trabalhos, e têm um processo de parto mais ameno e gratificante. Alguns hospitais admitem a presença do pai na sala de parto, com maior ou menor participação. (Cabe ressaltar que a possibilidade de acompanhante de escolha da mulher atualmente tem amparo legal em vários estados da União – São Paulo, Santa Catarina, Espírito Santo –, municípios – Rio de Janeiro, Goiânia – e desde sete de abril de 2005 é um direito em todo o território nacional! Mesmo que ainda não seja da prática cotidiana da maior parte dos serviços.) Ainda outros se candidataram e conquistaram o título de "Amigos da Criança", pois suas práticas favorecem o estabelecimento imediato do vínculo mãe-filho e a instalação precoce da amamentação. Há serviços de Pediatria que incorporaram em suas práticas o preconizado no programa Mãe Participante, fundamentado em conclusões de trabalhos científicos, demonstrando que a presença de um, ou ambos os pais, acelera a convalescença de seus filhos, havendo algumas unidades pediátricas que admitem os pais inclusive na terapia intensiva. E existem serviços que oferecem à parturiente a possibilidade de escolher e adotar qualquer posição para parir o seu bebê, havendo até mesmo os que oferecem a posição sentada, com uma cadeira especialmente desenvolvida para este fim, ou parto na água. Enfim, seja na assistência obstetra, seja na assistência em geral, são muitas as oportunidades que surgem para que se ofereça a todos uma assistência eivada de respeito, e que considera as peculiaridades de cada caso ou singularidades de cada pessoa.

Há um longo caminho a ser percorrido para se chegar a uma assistência de qualidade, tanto no que se refere à adequação técnica como na questão da relação interpessoal. Esse caminho passa pelos direitos de cidadania dos usuários dos serviços, de serem tratados como seres humanos, compreendendo o que lhes acontece e fazendo uso de seu direito de decidir sobre as intervenções a que estarão sendo sujeitos (e não objetos). Esse caminho passa também pela transformação das instituições formadoras: de responsáveis pelo ensino para responsáveis pela educação médica ou profissional, com transmissão de valores que incluam a solidariedade ao sofrimento alheio. Finalmente, mas não menos importante, o caminho passa, ainda, pela humanização das condições de trabalho profissional, permitindo que médicos e outros profissionais da saúde exerçam suas atividades de maneira a preservar sua dignidade – uma perspectiva diferente dessa nossa dura realidade, evidenciada pela pesquisa realizada pelo Conselho Federal de Medicina em parceria com a Fundação Oswaldo Cruz, em 1997.

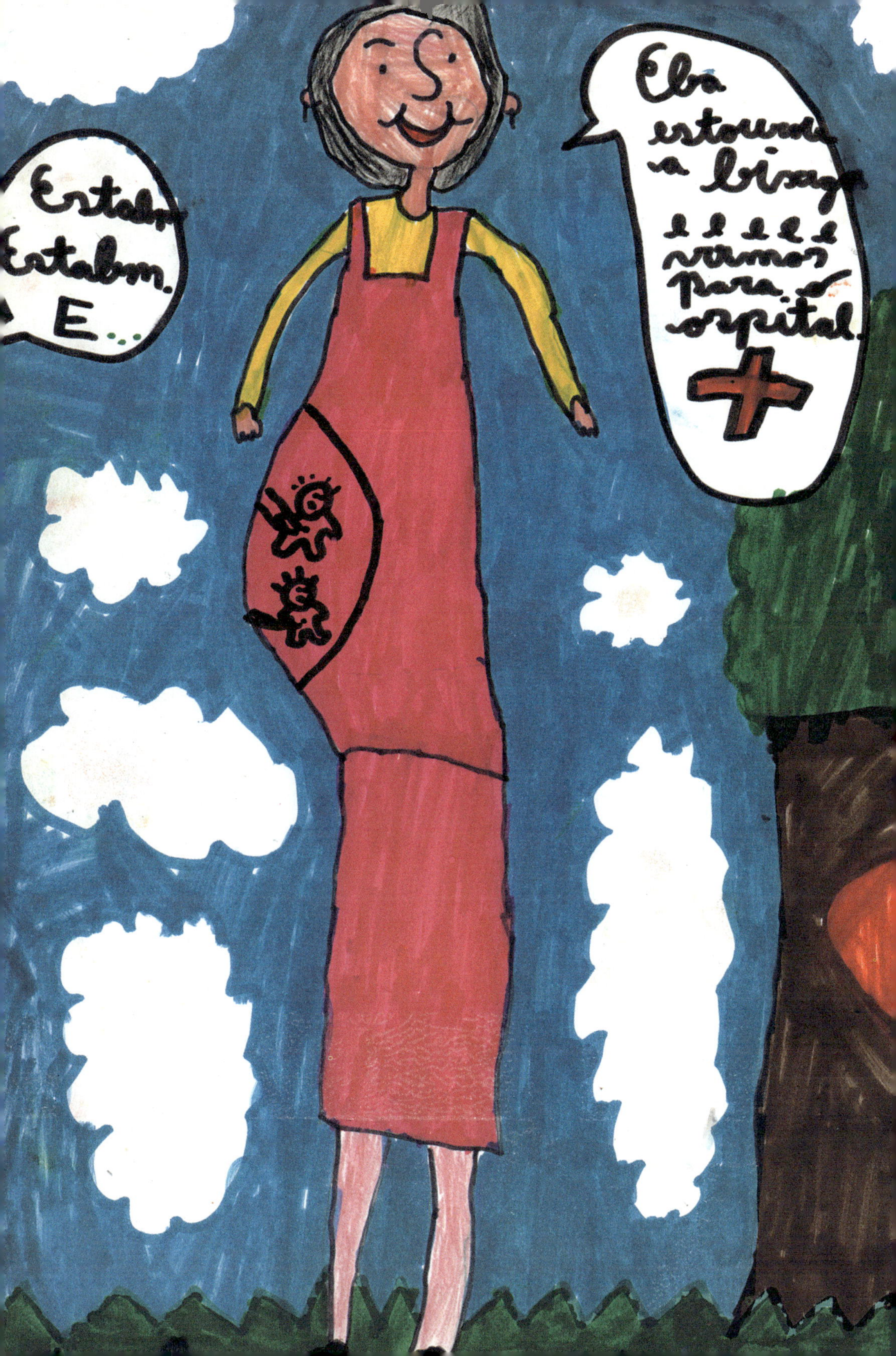
E...
Ela
vamos para ospital.

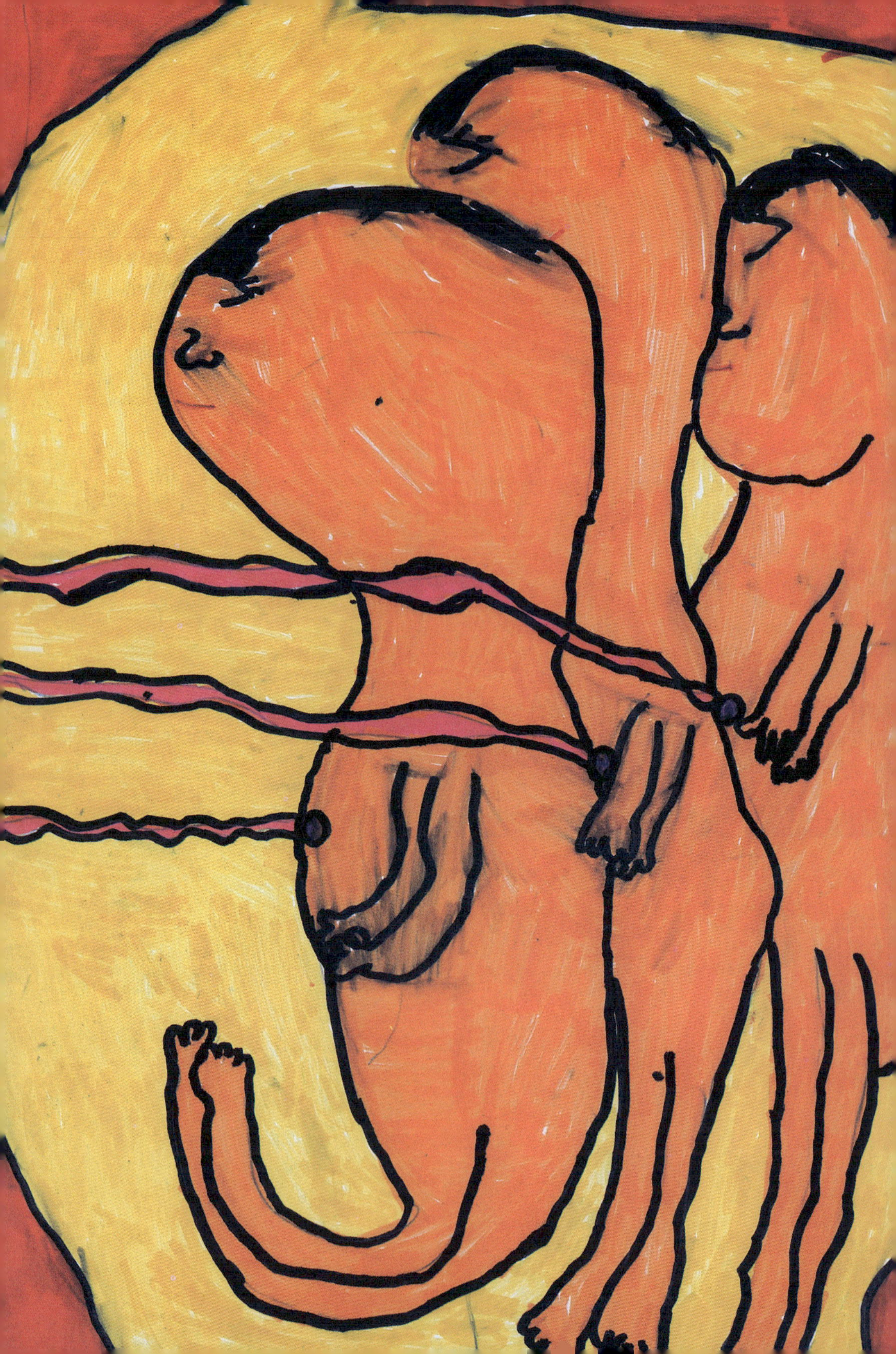

A humanização da assistência ao parto

Rui de Paiva

Ela canta, pobre ceifeira
[...]
Ouvi-la alegra e entristece,
Na sua voz há o campo e a lida,
E canta como se tivesse
Mais razões pra cantar que a vida.

Ah, canta, canta sem razão!
O que em mim sente 'stá pensando
[...]

Ah, poder ser tu, sendo eu!
Ter a tua alegre inconsciência,
E a consciência disso! Ó céu!
Ó campo! Ó canção! A ciência

Pesa tanto e a vida é tão breve!
[...]

Fernando Pessoa, "Ela canta, pobre ceifeira"

A visão do mundo ideal

Peço desculpas ao eventual leitor pela epígrafe tão longa, mas é quase impossível falar em humanização sem a imediata lembrança dessa imagem que todos temos da perfeição de uma vida primitiva, dura porém feliz (de quem tem "mais razões pra cantar que a vida"), na qual tudo supostamente acontecia de modo harmonioso e cada coisa tinha seu lugar natural e indiscutível ("A ciência pesa tanto"...). Já em 1914, um dos gênios da raça humana buscava num Portugal rural, idealizado e incompatível com o início do século XX, que tantas surpresas reservava, o retorno a essa "alegre inconsciência" acoplado à improvável "consciência disso", fórmula que parece almejar nada mais que uma humanidade simples, despida de outros valores materiais maiores, mas com uma pitada de racionalidade (a "consciência disso"), absolutamente necessária para preservá-la (o poeta intuía ou suspeitava o que viria?).

Correndo o inevitável risco do erro ligado a toda generalização, parece que quando falamos de "humanizar" a assistência ao parto, sempre retomamos esse imaginário de uma vida simples, descomplicada, cujas relações interpessoais são naturalmente respeitosas e cheias de calor... humano. Em geral, essas imagens não contemplam a tecnologia sofisticadíssima do final de século, a inevitável intermediação das relações entre pessoas que é feita por instituições (Estado, Igreja, ciência...), a própria realidade de uma sociedade de massas globalizada e que encerra o milênio erigindo altares para colocar uma nova deusa ao lado do deus "mercado", que domina a história recente: a deusa "eficiência", muito evocada para produzir e vender coisas (boa parte delas merecedoras da denominação "desnecessidades", criada pelo brilho sagaz de um outro poeta, o nosso gaúcho Mário Quintana). Essas imagens também não contemplam a própria história de cada povo, nação ou país.

Um pouco da nossa própria história

Se não podemos, ou não devemos, ficar apenas na idealização, parece necessário que nos aprofundemos num ideário que contenha os valores que queremos recuperar e preservar, iluminados pelo estudo de nossa realidade histórica, a atual e a remota. Lembremos o historiador Luiz Felipe de Alencastro, quando comenta sobre o fato de no Brasil Império o parto:

> [ser ofício] relegado a pretas velhas e a "curiosas" – num país desprovido de tradição camponesa, num centro como a corte, cidade de migrantes transplantados da Europa, da África e das outras províncias brasileiras – uma migração majoritariamente masculina –, não existia a cultura tradicional das parturientes, transmitida noutras partes, ao longo das gerações, das avós, das tias, das mães para as filhas. [1]

Além disso, o autor aponta a freqüência altíssima de insucessos na condução dos trabalhos de parto, ao registrar que "[...] as normas canônicas que vigoravam na colônia e no império determinavam a obrigatoriedade da confissão em três ocasiões precisas: antes do parto, na Quaresma e na extrema-unção".[2]

Parece lícito, portanto, um raciocínio, ainda que possa ser acusado de simplista, que, refazendo essa trajetória, encontre no altíssimo índice de cesáreas no Brasil o desaguadouro final para uma tradição da gravidez e do parto que desde o início foi pobre no seu "conteúdo humanístico", e onde sempre imperou o medo da mulher pelo que lhe pudesse acontecer (já que a assistência era tarefa de curiosas ou escravas e a mortalidade de mulheres e bebês, muito alta...).

---

[1] Luiz Felipe de Alencastro, "Vida privada e ordem privada no Império", em *História da vida privada no Brasil Império: a corte e a modernidade nacional*, vol. 2 (São Paulo: Companhia das Letras, 1997), p. 71.

[2] *Ibidem*.

O que a obstetrícia tem a dizer?

■ A MEDICALIZAÇÃO

A diferença fundamental nesse meio tempo foi a medicalização do processo. Mas a medicina – originariamente normativa e autoritária, com suas práticas que modernamente ganharam até ares de bens de consumo –, também ela não pôde, ou não quis, acrescentar à tradição um tempero mais humano, talvez vencida pela tentação de "brincar de Deus" e trazer à luz uma criança. É como se dissesse: para o tradicional medo do parto, temos um remédio novo – a operação, que já nem sequer deixa uma cicatriz visível.

Assim, refugiada na sua pretensa divindade, oferece o remédio da técnica desprovido, por si só, do calor e do respeito, tão caros à construção de relações interpessoais, das quais nascem algumas de nossas características essenciais de seres humanos: nossos afetos. Em consonância com o padrão dominante no final do século XX, oferece uma "pílula mágica" da cesárea e cala-se sobre seus possíveis efeitos prejudiciais, seus custos, o aparato técnico, de pessoal e de infra-estrutura necessários, etc. Cala-se, sobretudo, sobre os terríveis efeitos que tem sobre a disponibilidade da mãe para "maternar" o seu bebê nos primeiros dias de puerpério, o que pode marcar a construção das relações mãe–bebê talvez até para o resto de seus dias...

Com a palavra, a Academia

Sobre esses aspectos, é interessante examinar uma entrevista concedida a uma revista[3] de variedades dirigida exclusivamente a médicos, dada por um dos mais eminentes mestres de obstetrícia do país, autor de renomado livro sobre o tema, que já vendeu mais de 100 mil exemplares.

---

[3] Revista *Female*, 1(1), Rio de Janeiro, Diagraphic Projetos Gráficos e Editoriais Ltda., s/d.

Sobre a obstetrícia, diz o professor: "[...] era atividade subalterna, exercida pelas mulheres, as parteiras, cuja única prerrogativa era já terem parido muitos filhos. Antes de tudo, elas prestavam assistência carinhosa ao lado do leito da parturiente ou da cadeira de parto". Em seguida, após alguns comentários sobre o fato de sempre ter sido filiado à escola obstetra que atua com a figura do médico assistindo ao parto e sobre a importância do mestre e médico Fernando Magalhães (1878-1944) para a obstetrícia brasileira, diz: "Hoje todos profligam o número excessivo de cesarianas. Mas eu sou cesarianista convicto. A geração atual não domina as operações transpelvinas". E, mais adiante, completa: "Mas se os residentes não sabem versionar, não sabem aplicar o fórcipe, é preferível que façam cesarianas, operação extremamente benigna. Com 48 horas damos alta para as pacientes e as complicações são raríssimas". Nem um olhar sobre a mulher dolorida e incapacitada por dias de pós-operatório; nem uma palavra sobre o bebê e a impossibilidade de ser cuidado pela sua própria mãe...

É surpreendente notar, implícito nas palavras do conceituado mestre, o reconhecimento da distorção do ensino médico – aqui particularmente o obstétrico –, porque se os residentes não têm a destreza necessária, supõe-se que a escola e a residência não lhes desenvolveram tais habilidades! Parece pouco provável que a resposta mais aceitável a essa situação seja uma carta branca para operar – aliás, no limite, quem nessas circunstâncias dá garantias de que saibam, ao menos, operar? De resto, as palavras de estímulo à cesárea revelam aquele lado onipotente da medicina moderna, que sempre reivindica apoio na ciência: suas "pílulas mágicas" que tudo resolvem.

Nesse caso, porém, os problemas assim resolvidos parecem mais da própria medicina – ou então já nos esquecemos de que estamos falando de mulheres e bebês? Finalmente, o mestre contradiz as próprias lições escritas em seu compêndio; lá, "[...] a operação cesariana tem indicação absoluta quando não há possibilidade de se obter recém-nato vivo e sadio por vias naturais. A indicação seria relativa quando o parto operatório é melhor para a parturiente e o produto".[4] Não se fala, portanto, da insuficiência de tempo ou da destreza do profissional...

Há luz no fim do túnel?

Em artigo escrito para o jornal do Conselho Federal de Medicina,[5] os médicos obstetras Aloysio e Eduardo Graça Aranha fazem considerações acerca do desenvolvimento histórico recente da profissão médica no país nos setores público e privado e se perguntam o porquê da liderança brasileira nas estatísticas de cesáreas. Inclusive, questionam o atual modelo cultural brasileiro centrado no que eles chamaram de "[...] estrelismo de um doutor, a quem as pacientes e seus familiares considerem como o único capaz de ter a perícia e a sensibilidade para atuar no nascimento tão esperado. [...] e os parteiros são importantes estimuladores dessa situação, por motivos óbvios".

Defendendo a participação de uma equipe multiprofissional no acompanhamento do parto, conferem estatisticamente o alto número de partos operatórios nos setores público e privado e constatam, melancólicos, "[...] a assimilação, pelo obstetra, do parto cesáreo". Desnecessário seguir nessa linha e comentar os desdobramentos dessa conduta, como as datas de cesáreas previamente marcadas tendo como critério o mapa astral do futuro herdeiro...

4 "Indicações atuais das cesarianas", Conselho Federal de Medicina, 81 (10), Brasília, maio de 1997, p. 2.

5 *Ibidem*.

Iluminando por outro ângulo

■ A MUDANÇA DE VISÃO

O pediatra inglês D. W. Winnicott foi um incansável lutador pela humanização das relações: a uma puericultura também tradicionalmente autoritária e normativa, que pretendia (e ainda hoje pretende) dizer à mãe como cuidar de seu bebê, além de culpá-la pelos fracassos, opôs conceitos aparentemente simples. As mães não precisam ser perfeitas, basta que sejam "boas o bastante" e saibam "segurar" os seus bebês (com toda riqueza de significados que a tradução de *holding* possa conter). Mais do que isso, rejeitava nossa intervenção "científica" e prepotente, pois, segundo ele, é muito comum que uma mãe leve muitos anos para curar um ferimento que na verdade foi causado por profissionais quando, desnecessariamente, interferiram em algo que, de tão simples, não lhes parecia importante.[6] Do alto da autoridade e da humildade atingidas por quem abandonou a clínica pediátrica para dedicar-se ao estudo do desenvolvimento emocional de crianças, pretende nos dizer que as pessoas, em geral, sabem o que fazer – se não as atrapalharmos muito. Afinal, isso é cultural...

■ O DIFÍCIL CONTEXTO

Como ficamos então, nós, brasileiros, se partimos de uma cultura do medo de partos domiciliares assistidos por parteiras – como regra armadas apenas de boa vontade e de senso de missão ou destino – e chegamos à cultura das conveniências, aos partos hospitalares, com mulheres isoladas de seus familiares, "crucificadas" e imobilizadas nas mesas de cirurgia, com suas entranhas abertas a golpes de faca e delas retirado um

[6] D. W. Winnicott, *Os bebês e suas mães* (São Paulo: Martins Fontes, 1988).

"produto" ou "*concepto*"? Como, a partir daí, as mulheres transformam os "*conceptos*" em humanos, em "filhos"?

Mais ainda: como ficamos no contexto de final de século, em que a medicina promete um remédio para tudo, até para a vida quase eterna, a beleza permanente e a felicidade constante?! E, ainda, uma vez mais: somos a sociedade que tudo aceita – a morte violenta, os meninos de rua, a criança prostituída e vitimizada, os sem-terra, os sem-teto, os sem-assistência, a polícia que mata, o colarinho branco que rouba, o "econômico" que sujeita o "social"(!?). Como construir relações de respeito pessoal às gestantes–parturientes e como contemplar sua cidadania eternamente esquecida? Como, enfim, preservar, proteger e promover a vida, para que se possa, a cada nascimento, celebrá-la e comemorá-la no abraço do pai, no sorriso do avô e da avó?

"Stop. A vida parou ou foi o automóvel?"[7]

Num mundo moderno em que a ansiedade diuturna das pessoas é a outra face do vazio resultante da competição desenfreada, que destrói as relações afetivamente positivas em função do culto ao deus "dinheiro" e de seus clones "mercado" e "eficiência", parece lógico que as pessoas, temerosas de sofrer, busquem também satisfação a qualquer preço. Como, então, humanizar as relações? No nosso caso, como humanizar a assistência à gravidez e ao parto? Novamente Winnicott pode ter a saída. Comentando sobre as dificuldades que pessoas como médicos, enfermeiras e professores tinham ao tornar-se pais, diz:

> Descobri que muitos precisavam esquecer tudo o que pensavam saber, e, até mesmo, tudo aquilo que vinham ensinando. Freqüente-

---

[7] Carlos Drummond de Andrade (1902-1987), poeta, cronista e escritor brasileiro.

mente, descobriam que as coisas que sabiam desta forma interferiam tanto, no início, que não conseguiam agir naturalmente com seu próprio filho. Aos poucos, conseguiam desprender-se desta camada inútil de conhecimentos ligados às palavras, e só então eram capazes de se envolver com aquele bebê.[8]

O PRIMEIRO PASSO

Humanizar, portanto, não é tratar educadamente, fazer carinho, adocicar a voz para mal esconder o drama, a dor de quem sofre ou a ansiedade de quem está diante do desconhecido ou do incerto. Humanizar é envolver-se com as pessoas, para melhor entender seus medos, suas alegrias, suas ansiedades, suas expectativas, e poder, de algum modo, ajudar, solidarizar-se. Humanizar é entender que há momentos fáceis e alegres e outros difíceis e cruéis, que a vida reserva a todos e dos quais não escapamos. Humanizar é entender a nossa modesta relatividade diante do outro, do mundo, da vida (afinal), como o poeta diante do rio: "O Tejo é mais belo que o rio que corre pela minha aldeia, mas o Tejo não é mais belo que o rio que corre pela minha aldeia por que o Tejo não é o rio que corre pela minha aldeia."[9]

[8] D. W. Winnicott, *Os bebês e suas mães*, cit., p. 53.

[9] Alberto Caeiro, "O Tejo é mais belo", em Fernando Pessoa, *Obra poética* (Rio de Janeiro: Nova Aguilar, 1997), p. 215.

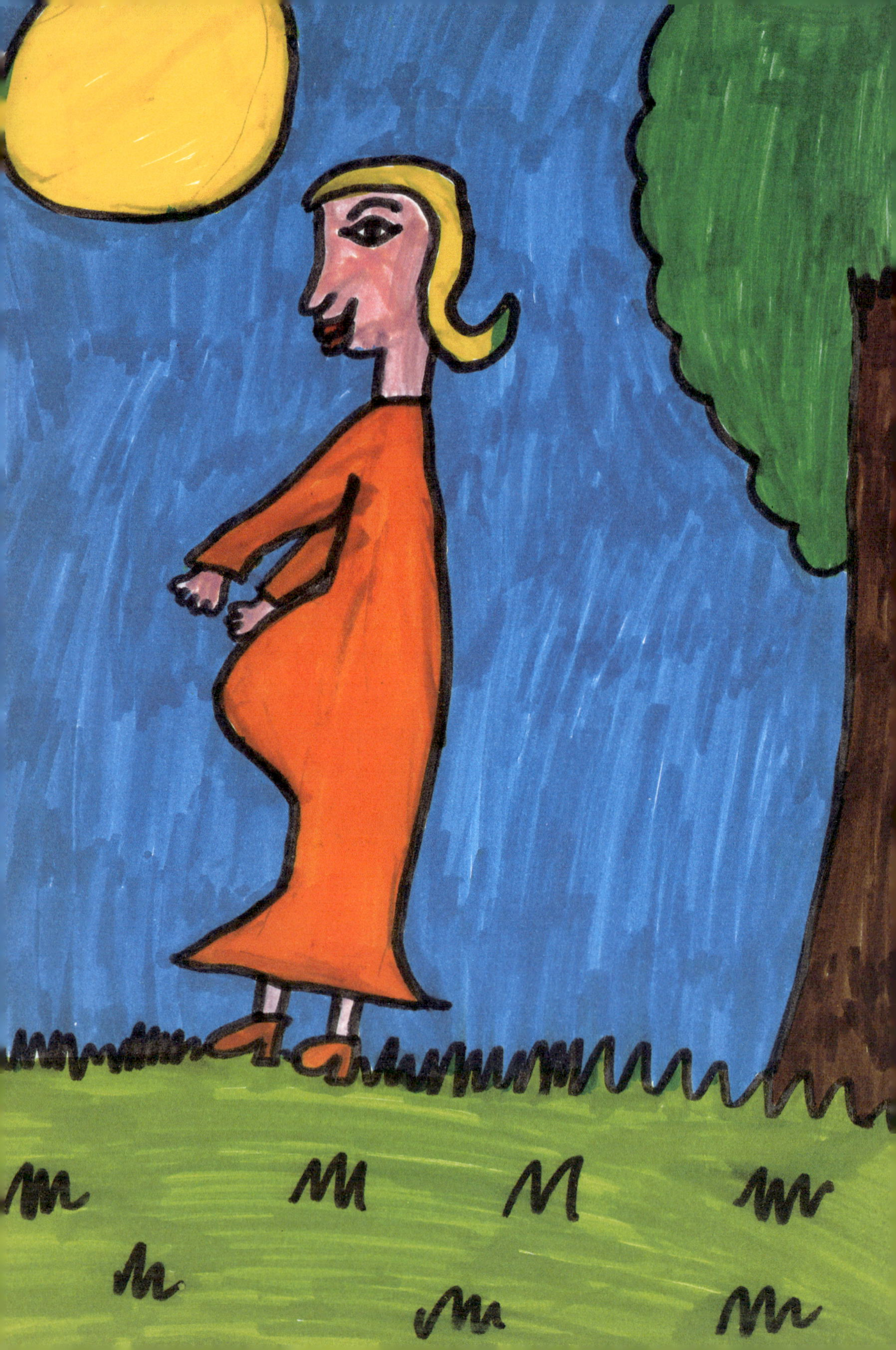

Tempo e Despedida: Substâncias da Humanização do Parto

Silvia De Ambrosis Pinheiro Machado

A vivência do parto poderia ser comparada a uma corda de violão que foi intensamente tocada – reverbera em ondas que só lentamente vão se espaçando, se acalmando.

"O amor e a humanidade começam onde começa o toque: no intervalo de poucos minutos que se seguem ao nascimento."[1]

Pós-parto. Momento de "acabamento" da experiência do parto. Tempo de ressonância que pede a abertura de espaço para a escuta. Pais, avós, familiares e, especialmente, a mãe estão dilatados, abertos. Há muito mais para sair além do bebê. Há outras dilatações e contrações além das uterinas. Toda a família está dilatada: transborda, procura e aguarda o espaço para expressar algo vital de si mesma.

Muitas vezes, o que emerge no atendimento pós-parto é a vontade de falar sobre a experiência do parto. Descrever o começo, o meio e notar que ainda não terminou. Contar e recontar a história, dar acabamentos, caprichar, aumentar aqui e diminuir ali, ser fiel à realidade, colori-la com

---

[1] Ashley Montagu, *Tocar: o significado humano da pele* (São Paulo: Summus Editorial, 1988), p. 20.

desejos e sentimentos. É uma maneira de se apropriar da experiência vivida, de cuidar dela. Contar é tomar conta,[2] elaborar o vivido, relembrando e "re-sentindo", compreendendo e integrando elementos percebidos e descobertos, vendo de fora e mergulhando dentro. Contando, o pai e a mãe vão se dando conta. O vivido progressivamente vai se historificando.

Humanizar o parto é, com certeza, sabê-lo parte de uma história, ponto transitivo. Entendemos *história*, aqui, como processo de integração e articulação das experiências (pessoais, de casal, familiares e culturais), para a construção de uma identidade própria de ser pai e de ser mãe, e para a construção de um sentido pessoal de maternidade e de paternidade. Não há história sem tempo.[3] Nesse sentido, humanizar o parto significa incluir o tempo. Incluí-lo é também reconhecer o limite humano, sua condição: ser humano é ser limitado, finito no tempo, mortal. É sobre estes dois pilares – o tempo e a morte (despedida) – que este capítulo busca fundamentar a humanização do parto.[4]

Do tempo

> O que é realmente o tempo? [...] Ele existe, isto é certo. Mas não se pode pegar o tempo. Segurá-lo também não. Será como uma espécie de perfume? Mas é uma coisa que está sempre passando, deve vir de algum lugar. Será que é como o vento? Talvez seja uma espécie de música, que a gente não ouve porque ela está sempre ali.[5]

---

2 Tal como o pastor que conta suas ovelhas para cuidar do rebanho.

3 "[...] A pessoa só consegue se resgatar como ser humano na medida em que recompõe as peças dispersas no varal de sua historicidade, das suas raízes, dos seus projetos [...] E isso estamos perdendo – a dimensão da história como tempo." Frei Betto, "Vivemos a psicologia do vencedor", em *Jornal do Psicólogo*, entrevista, nº 21, ano XVII, s/l., março-abril de 1999, p. 7.

4 Evitar a morte real – essa é a tarefa médica por excelência. Isso, porém, não exclui a morte como questão existencial, sensível e atuante em muitos momentos da vida humana, especialmente nos adoecimentos e nos nascimentos. A humanização do parto está intrinsecamente relacionada a uma revisão da questão da onipotência dos agentes de saúde.

5 Michael Ende, *Momo e o Senhor do Tempo* (São Paulo: Martins Fontes, 1995), pp. 152-153.

"O que é, por conseguinte, o tempo? Se ninguém mo perguntar, eu sei; se o quiser explicar a quem me fizer esta pergunta, já não sei."[6]

■ O QUE É O TEMPO NA GESTAÇÃO?

"Parece que fiquei grávido junto com ela... Engordei uns quilos... tenho desejos, ando comendo tudo o que criança gosta: biscoito de chocolate, brigadeiro..." (Paulo).[7]

É como se os pais voltassem no tempo, fossem ao encontro do mundo infantil – tempo de fantasias e de desejos –, preparação para o contato e o acompanhamento do próprio filho. Não só os "desejos" sinalizam essa retomada do mundo infantil. É freqüente, no início da gravidez, as mães se queixarem de maior sensibilidade em relação a cheiros, que às vezes chegam a provocar-lhes náuseas e enjôos. Sabemos que os recém-nascidos já possuem discriminação olfativa, "aos seis dias de vida, os bebês até reconhecerão o cheiro de suas próprias mães".[8] Há uma sensorialidade que também parece ser preparativa do encontro – mãe–bebê. Tempo de espera, de preparação.

■ O QUE É O TEMPO NO PARTO?

"Na sala de parto cada um media o tempo à sua maneira. Eu media por contração... Acho que sei melhor quantas contrações eu tive do que quanto tempo fiquei lá dentro..." (Luciana)

"A dor não deixa a gente perceber o tempo passar, mas faz a gente querer que acabe logo. Acho que não tomar anestesia me ajudou a colaborar mais intensamente com a saída do bebê." (Sonia)

[6] Santo Agostinho, *As confissões* (Porto: Livraria Apostolado da Imprensa, 1942), p. 383.
[7] As citações com nomes nos parênteses são depoimentos pessoais de mães e pais à autora.
[8] Marshall & Phyllis Klaus, *O surpreendente recém-nascido* (Porto_Alegre: Artes Médicas, 1989), p. 63.

A dor nos coloca no tempo presente. Rosa Maria B. Clauzet, obstetra dedicada ao resgate do parto como experiência própria e pessoal de cada casal, dizia que "o parto é a arte de curtir os intervalos". Saber que a dor passa e poder curtir o intervalo entre uma e outra contração tranqüiliza e revigora a parturiente. Saber disso é fundamental não só na preparação da mãe, como na preparação de quem acompanha o trabalho de parto. Tempo de contrair e de relaxar.

■ O QUE É O TEMPO NO PÓS-PARTO?

"Quando a gente tem um filho tudo muda muito... acho que nunca mais vai ser como foi antes." (Solange)

Tempo de elaborar perdas. Tempo de mudanças.

"No início fiquei atarantada. O bebê chorava de um lado, a mais velha, birrentinha e enciumada, chorando do outro. Os dois me solicitavam o tempo todo. A rotina de um emendada na do outro... e eu sem tempo para mais nada. Um dia fiquei superirritada. Só sei que comecei a chorar, liguei para o meu marido reclamando e chorando e reclamando e chorando... Era a minha vez de chorar. Sabe que me acalmei? Percebi que nunca iria dar conta de tudo mesmo, daí fui fazendo as coisas com mais calma. E observei que ao me acalmar as crianças também ficaram mais tranqüilas." (Clara)

O tempo deixou de faltar, de ser pressa. Tempo dedicado, já que o educar de crianças exige não apenas qualidade de relação, mas tempo de dedicação. Acompanhar os filhos em seu crescimento muda o tempo: agora ele é vivo, crescente e contínuo. Experiência de ciclo.

Dos acontecimentos brutos, traumáticos e violentos faz parte a pressa, a falta de tempo. Deles, o tempo foi excluído. A ausência de cuidados e de preparos pré-natais, a curta duração das consultas, a antecipação injustificada do parto, a aceleração desnecessária dele, a falta de acompanhamento e cuidados pós-natais são algumas maneiras de exclusão do tempo e, portanto, de desumanizacão do processo de nascimento.[9] Seguem alguns depoimentos nos quais podemos observar o conflito entre o tempo institucional (rotinas) e o tempo da mãe, do bebê, do pai e da família.

"Acho que sei por que nos cursos fala-se rápido da cesárea. Ela é rápida mesmo. Não é nossa, é mais dos médicos. Parecia que o bebê tinha nascido, mas eu não tinha dado à luz." (Valéria)

Aqui o "rápido" significa o que não pôde ser elaborado pela parturiente.

"Logo que o bebê nasceu, eu quis ficar olhando para ele. Nove meses curiosa, cada vez mais curiosa. Não sei por que eles levam o bebê tão rápido para o berçário. Parece que ele era mais da maternidade do que meu." (Luciana)

"Logo depois que o bebê nasceu, eu apaguei. Quando a enfermeira trouxe o pequeno, me falou para dar de mamar. Mas ele dormia, eu também não queria amamentar. Naquela hora eu só queria olhar, olhar e olhar. Sei lá, eu queria conhecê-lo ao vivo." (Marta)

Humanizar o parto é respeitar o tempo fisiológico e dedicar tempo de escuta, para receber e partejar outros elementos que estão emergindo.

"Agradeço tanto às circunstâncias quanto ao meu obstetra por terem me permitido um tempo para aceitar e elaborar o fato de ter de ser cesárea. Ainda bem que tive tempo de ir absorvendo a notícia. Assim mesmo não foi fácil para mim... imagino quando é uma urgência, tudo com pressa." (Mônica)

Nesse depoimento, percebemos o trabalho "interior" que antecedeu a cesárea: esforço de se abrir para aceitá-la; trata-se de uma "dilatação".

Seria o tempo de escuta tão fundamental para a humanização do parto? Permitam-me narrar uma conversa com um amigo sobre as várias

[9] Vale notar, nesse sentido, que a tecnologia é recurso para a humanização se estiver baseada na ampliação da qualidade de atendimento à pessoa; por outro lado, ela pode se tornar brutal quando utilizada "apenas" para "ganhar tempo".

abordagens psicoterápicas. Ele defendia vigorosamente que o único tratamento psicológico eficiente é o psicanalítico, pois, usando suas próprias palavras, "Abrir o abacate é fácil, ir da casca ao caroço qualquer abordagem faz, porém, abrir o caroço propriamente dito, só a psicanálise consegue..." e completou com algo mais pessoal: "[...] pelo menos para mim que sou teimoso, duro de roer, só com divã quatro vezes por semana". Não foi a psicanálise o foco da questão, mas o tempo. As quatro vezes por semana. O tempo do trabalho. O tempo de espera. O desafio da psicoterapia foi configurado na imagem de abrir o caroço do abacate. Aqueles que já tiveram a oportunidade de abrir um souberam que, dentro dele, bem no centro, bem guardado, há um broto.

As quarenta semanas. O tempo de espera. O aumento da freqüência e regularização das contrações. O tempo de se abrir. O parto abre o "caroço do abacate", expõe o centro, o mais íntimo e profundo de si. O parto expõe o "broto", por isso ele é tempo de renovação. Passagem.

Disse-me um pai seis dias após o nascimento de sua filha: "Foi cesárea, achei que não fosse querer ver, mas, na hora que o médico disse 'vai nascer', pedi luvas esterilizadas. Não me deram, mas eu queria trazer minha filhotinha para fora... ela ali no meinho! Tão bem guardadinha!... Me surpreendi comigo mesmo. Aberta a barriga, o corpo da minha mulher era uma casa que eu conhecia, que antes me recebeu agora me retornando." (Sérgio)

A experiência do parto, por conter e vivificar o íntimo, pode ser tão regeneradora e reanimadora da vida psíquica como um processo psicoterápico. A jornalista Marie Bertherat expressa sensivelmente isso:

> [...] Sei agora, passados três meses, que aconteceu durante aquelas horas uma coisa muito perturbadora e de certo vital. Falei no meu diário daquela parteira que explicava que a dor sentida durante o parto é a dor que trazemos dentro de nós. Ela estava certa... no

> nascimento de minha filha... expressava-se a história de outra menina. Menina que um dia perde o pai para sempre. Sua dor é brutal e muda, porque é incapaz de se comunicar. Foi essa dor que senti de novo, vinte e seis anos depois, na hora do nascimento de minha filha... Havia uma menina ferida. Agora uma mulher dá a vida. A emoção do nascimento arrancou a tampa cuidadosamente apertada sobre a minha dor infantil. Talvez melhor do que qualquer tratamento psicanalítico... O parto estimulou zonas de minha memória até então inacessíveis. Reviver a emoção da morte na hora de dar a vida torna a dor bem mais suportável. Acho que não teria sido a mesma mãe para a minha filha se eu não tivesse refeito esse percurso e tratado minha dor... Penso muito nas mulheres que a química consegue calar, que a técnica amordaça, das quais ela apaga a memória, a própria história. Que pena perder uma terapia tão formidável como a do parto!... Que pena não aproveitar essa fantástica oportunidade de renascer, de redimir-se![10]

A dor do parto "é a dor que trazemos dentro de nós". Um atendimento recente ilustra bem isso. A gestante estava na 38ª semana de gravidez, tinha então 40 anos e repetiu várias vezes ter síndrome do pânico desde seus 25 anos. Desde aquela época sua vida mudara muito; viajar que sempre gostou passou a temer, dirigir também: "[...] antes ia ao Rio de Janeiro pedindo carona!". Há quinze anos sua vida se tornara mais restrita, tudo mais "apertado", ela querendo e gostando de "sair", mas sentindo dificuldade em fazê-lo sozinha.

Na sua última consulta pré-natal, pediu ao obstetra para fazer logo uma cesárea e completava, dizendo: "Não agüento mais, não dá nem para respirar, o bebê mexe muito [colocou sua mão sobre o estômago], ele tam-

---

[10] Marie Bertherat *et al*, *Quando o corpo consente* (São Paulo: Martins Fontes, 1997), pp. 131-132.

bém deve estar querendo 'sair', deve estar muito 'apertado', ele é grande. Por mim eu tirava logo o bebê, ele já está pronto".

Além disso, dizia sentir muito medo de injeção. "Não é a dor da picada, é o que vai 'entrar' em mim. E se me fizer mal, baixar a pressão? Se eu 'parar de respirar'?"

Informações técnicas não a apaziguariam: "Já sei tudo sobre o parto, analgesias, anestesias, soro, etc. Já li, já conversei com médicos e especialistas. Racionalmente entendo tudo, emocionalmente é que é o problema". Quando o pedido é de ordem emocional, de fato, respostas racionais (informações e garantias técnicas) não respondem bem. O pedido implícito estava relacionado com a necessidade de "re-sentir" algo; para tanto precisava de um acompanhamento.

Chamou-me a atenção o fato de ela retomar freqüentemente o início da síndrome do pânico. Relatou-me, em seguida, o fator provável desencadeante de tal síndrome. Foi vítima de um assalto há quinze anos. A certa altura, descreveu colocando sua mão sobre o estômago: "Olhei para o homem armado e percebi que sentia pena de mim. Na hora só pensava: será que dói a bala entrar? O outro homem continuava 'atira, atira logo'; então pensei: é melhor, 'atira logo', 'atira', 'atira'...". Nesse momento manifestou dificuldade em parar de dizer 'atira'. Aflita, repetia muitas vezes o "atira logo, atira". Ela mesma já estava podendo relacionar o "atira logo" antigo com o atual "'tira, tira logo o bebê de mim".

Algo de quinze anos atrás estava sendo ressignificado e atualizado: o medo do que podia entrar no seu corpo (bala de revólver, anestésicos e drogas aplicadas durante o parto), a memória corporal (a mão na boca do estômago), a respiração restrita do susto no assalto e o medo de parar de respirar no parto.

Sua queixa manifestada, no primeiro momento, à gestação e ao parto estava também relacionada com sua dificuldade em continuar contendo dentro de si sua própria vitalidade. O desejo de que o bebê "saísse" logo era, especialmente, o desejo de expandir-se, "sair", viajar, não mais aprisionada pelo medo. Retomar tudo isso lhe permitiu uma nova compreensão, um novo sentido (sentir) de sua própria história.

Vemos, assim, que o ciclo gravídico-puerperal é tempo de renovação. A humanização do parto requer este resgate das histórias, dos sentidos, das lembranças e dos significados, sob pena do nascimento se limitar a ser apenas reprodução humana (mera repetição a favor da preservação da espécie). O nascimento é portador de algo novo, ele inaugura e renova a humanidade. Humanizar é também buscar o sentido inaugural e renovador contido em cada nascimento.

Da despedida

Retomaremos agora uma questão já levantada anteriormente: quais são os elementos emergentes no nascimento que também precisam ser partejados e recebidos, no intuito da humanização do atendimento à gestação, ao parto e ao pós-parto?

Haveria muito sobre o que nos debruçar, mas abordaremos o elemento mais substancial, aquele que independentemente das circunstâncias está presente. Substância, o que "sub-está", está por baixo, invisível embora sensível, ora latente ora latejante, atuando na vivência puerperal. Que aspecto substancial do nascimento é esse que abordaremos? Marie Bertherat, em seu depoimento, dá-nos uma pista: no seu parto, uma dor antiga de perda, de morte, de despedida latejava. Veremos adiante que o nascimento proporciona simultaneamente um encontro e uma despedida. Enquanto o encontro é algo comemorado, a despedida é, na maioria das vezes, desconsiderada, quando não negada.

"Quando minha filha nasceu, eu não quis tocá-la. Sempre pensei que, assim que ela nascesse, fosse querer pegá-la no colo imediatamente. Não aconteceu. Nasceu, olhei para ela, vi que era uma menina, fechei os olhos e me vi ali, mulher, agora mãe. Senti vontade de dizer para o meu marido que eu era mulher, já tinha sido menina e que nossa menina, um dia, possivelmente, estaria ali, como eu, tendo um filho. De agora em diante, minha filha estaria fora de mim, longe." (Sara)

Nesse depoimento, percebemos como a mãe aproximou a despedida que estava ocorrendo. O seu atendimento pós-parto girou em torno dessa vivência inicial com sua filha. Durante o atendimento, desprendeu-se de uma autocobrança e de um sentimento de culpa por não ter querido pegar sua filha no colo e pôde perceber que, naquele instante, fechou os olhos para continuar o parto; partejava o ser feminino que à sua filha e a ela havia sido dado. O que a princípio parecera rejeição (não querer pegar a filha no colo) era um movimento de afastamento necessário ao reconhecimento e à profunda aceitação da sexualidade feminina (em si mesma). Ela recebeu não um nenê assexuado, mas uma filha. Por ter sentido a separação que houve, pôde ver (de) longe. Diferenciou duas pessoas e o tempo entre elas: a menina que ela mesma fora e a mãe que a filha virá a ser.

Reconhecer a despedida que o parto estabelece, a distância física ("fora de mim, longe") que ele inaugura, permite ver o filho enquanto outro.

"Mãe: Quando o bebê nasceu, parece que estava me dando conta, pela primeira vez, de que ele não era eu.

Pai: Ah! Agora entendo nossa diferença, porque, na hora que vi o Rafa recém-saído de você, pensei: não é que ele sou eu também?!" (Flávia e Rogério)

Reconhecer tal despedida enquanto distância temporal ("...De agora em diante") permite diferenciar-se enquanto adulto, aquele que pode gerar e cuidar de quem ainda é pequeno.

"Quando a enfermeira entrou com o bebê no quarto, olhei para ele assim tão pequenininho e me passou pela cabeça que eu, um dia, já tinha sido desse tamanho... alguém já me carregou no colo assim. Peguei o Marcelo no colo... Colo vicia?" (Helena)

A MORTE NO NASCIMENTO

"Se as pessoas soubessem o que é a morte, não teriam medo dela. E, se não tivessem medo da morte, ninguém mais poderia roubar seu tempo de vida."[11]

De fato, é bem mais tranqüilo voltar nossa atenção para o encontro mãe-bebê, do que fazê-lo para a despedida ocorrida. Falta habilidade para lidar com ela, parece que se cria um certo constrangimento, especialmente porque despedida esbarra em perda, separação; em última instância, esbarra no aspecto substancial da morte.

Que aspectos da morte aproximam-na do nascimento? O fato cronológico de começo e fim da vida, a característica de acontecimentos naturais e o caráter definitivo comum a ambos,[12] o fato de conterem em seu bojo o desconhecido e o incontrolável, o aspecto simbólico de "passagem"[13] refletido sobre eles são alguns pontos de intersecção entre nascimento e morte.

A morte é um núcleo importante no psiquismo humano e se manifesta de diferentes maneiras e graus de intensidades variáveis no período pós-nascimento. Seguem algumas colocações de puérperas que, a propósito, exemplificam isso.

"Sinto um vazio enorme, torço para o nenê acordar logo, ele me tira esta sensação de vazio."

---

11 Michael Ende, *Momo e o Senhor do Tempo* (São Paulo: Martins Fontes, 1995), p. 155.

12 "Certa vez uma puérpera me disse: 'Ter um filho foi a única coisa definitiva que fiz em toda minha vida'... Na fala dessa mulher está implícito: com um filho não tem jeito, não dá para voltar atrás. Eis aqui um dos cernes dos sentimentos de aprisionamento e irritações maternas em relação à dependência do bebê." Silvia Pinheiro Machado, "Panorama psicológico do puerpério, em Décio Noronha (org.), *Tocoginecologia psicossomática* (São Paulo: Almed, 1993), p. 77.

13 No Rio de Janeiro, é de uso coloquial a expressão "ter passagem" para se referir à dilatação do colo uterino. "Será que eu vou ter passagem para poder ter parto normal?" (Aline)

"Dá uma saudade do bebê se mexendo dentro de mim; grávida era como se sempre estivesse acompanhada."

"Não sabia que o bebê solicitaria tanto; quem nasce não é quem a gente imaginou."

"Agora não posso morrer, tenho um filho para cuidar e educar."

"Sei que é bom o quarto ficar arejado, mas temo que o bebê caia pela janela."

"Nunca senti medo de avião, mas estou preocupada com a viagem do meu marido."

"Depois que nasceu o bebê, choro ao ver o mais velho indo para a escola, ando deixando que ele falte, prefiro que fique em casa."

"Eu saía tanto antes de ter nenê, agora me sinto presa, mesmo que saia vou estar com ele na cabeça, nunca mais vai ser como antes."

"Sonhei que o nenê estava sozinho, no topo de uma montanha, deitadinho. Ao chegar lá, percebi que não se mexia nem respirava. Foi um pesadelo."

"Estou aflita, me pego imaginando que alguém possa levar meu bebê de mim."

Ansiedade de esvaziamento, perda do estado gravídico, perda de fantasias e idealizações a respeito do bebê, medo de morrer, medo da morte do bebê ou de pessoas queridas, ansiedade em relação a separar-se dos filhos mais velhos, sonhos com morte e perda do bebê, fantasias persecutórias de rapto da criança, sentimento de aprisionamento e perda da liberdade anterior... Tudo isso expressa a mobilização deste núcleo substancial que é a morte, chegando, em casos extremos, à sua atuação (suicídio ou infanticídio). É como se o nascimento ativasse, tornasse sensível e latejante esse núcleo.

Fim do pós-parto e amadurecimento da despedida

É importante, porém, caracterizar a despedida própria do nascimento, pois, de fato, difere da despedida vivenciada na morte. Certa vez, uma mãe que estava desmamando seu bebê sentia-se deprimida e perguntou se "oito meses depois do parto, essa depressão ainda é considerada puerperal?". Tal pergunta nos remeteu a outra: Quando termina o pós-parto?

Precisaremos definir o pós-parto, no sentido de delimitá-lo, a fim de compreender e situar a despedida própria e presente no nascimento.

Vários termos são utilizados para designar este momento que se inicia com o nascimento do bebê: pós-parto, puerpério e termos leigos como resguardo, dieta e quarentena. Que informação cada um deles nos traz a respeito do fim do período pós-natal?

Quarentena refere-se aos quarenta dias consecutivos ao parto e necessários à recuperação do aparelho reprodutivo feminino. *Resguardo* (guardar-se) refere-se à abstenção de relações sexuais durante esses quarenta dias, em função da recuperação genital e do risco de infecção. *Dieta* é uma conduta antiga, em que as puérperas se abstinham de ingerir alguns alimentos, especialmente carnes vermelhas. Esses três termos focalizam a sexualidade feminina. Indicam o tempo (quarenta dias) e o tipo de tempo (de abstenções) necessários à recuperação da mulher. Ou seja, passados os quarenta dias ou a mulher estando recuperada, o pós-natal terminaria.

O termo *pós-parto*, se formos bastante rigorosos, fundamenta-se no aspecto cronológico: aquele tempo que sucede ao parto. Considerar esse termo ao pé da letra, apenas cronologicamente, seria o mesmo que reduzir toda experiência de concepção, gravidez, nascimento, maternidade e paternidade à vivência específica do parto. Na prática e de maneira assistemática, a expressão pós-parto nos remete não apenas à experiência vivida no parto; ela tem sido utilizada principalmente para caracterizar as implicações e os desdobramentos de ordem orgânica, psicológica e social que o nascimento de uma criança traz.

Vemos, portanto, que o termo *pós-parto* não se atém apenas à sexualidade feminina como os anteriores (quarentena, resguardo e dieta) e não se centra exclusivamente na experiência do parto como o termo sugere. Na prática, ele amplia a descrição desse momento, incluindo outras facetas. Entretanto, por ser oriundo da obstetrícia, seu foco principal está na mulher-mãe e, em última instância, pontua o final do pós-parto, ou na recuperação do aparelho reprodutivo feminino, ou na volta das taxas hormonais (reinstalação do ciclo menstrual).

O último termo – *puerpério* – tem seu radical etimológico em pueri, do latim *puer*, "criança". O enfoque, nesse caso, deixa de estar na sexualidade feminina e centra-se no bebê. Os bebês são considerados recém-nascidos até que completem 28 dias. Terminaria o puerpério no 28º dia do bebê, quando ele deixa de ser recém-nascido? Parece estreito esse critério para definir o final do puerpério. Talvez, se utilizássemos os termos "lactante" e "lactente", para mãe e filho, respectivamente, nesse período, poderíamos vincular o final do puerpério ao desmame. Ou seja, o que caracterizaria predominantemente o pós-nascimento é o aleitamento: o desmame, então, inauguraria uma nova etapa para mãe e bebê.

Em resumo, se perguntássemos aos leigos quando termina o período pós-natal, possivelmente a resposta seria: "Completados os quarenta dias de resguardo". Se perguntássemos aos médicos, provavelmente nos responderiam: "Quando há a volta das taxas hormonais, a reinstalação do ciclo menstrual e, talvez, o desmame seja uma referência". E se perguntássemos ao psicólogo? Aqui retomaremos o tema da despedida.

Antes, porém, é importante focar brevemente a relação mãe–bebê no pós-parto. O bebê nasce equipado para reivindicar sua sobrevivência, mas, ao nascer, é absolutamente dependente de seu meio. Ele sabe pedir, mas se satisfazer está fora de seu alcance; aqui, entram as funções materna, paterna e familiar.

No pós-parto, os pais se envolvem com o bebê intensamente, a fim de compreendê-lo e decodificar seus pedidos. É uma relação menos visceral que a gravidez, mas nem por isso deixa de ser intensamente física e corporal. O cotidiano, especialmente o da mãe, passa a se referenciar no bebê: ele é a bússola e o relógio da "nova" família. Satisfazendo o bebê, a mãe se satisfaz. Cria-se um ciclo de dependências recíprocas.

Conforme o bebê vai crescendo e conquistando autonomia, essa relação de extrema dependência, paulatinamente, diminui. Ao engatinhar, por exemplo, o bebê experimenta a liberdade de se distanciar ou de se aproximar de sua mãe. Mais e mais a criança vai sinalizando que já pode se distanciar e, gradativamente, a mãe se sente segura e confiante em se distanciar de seu filho também.

Idealmente falando, do ponto de vista psicológico, o pós-parto terminaria quando a possibilidade de distanciamento entre mãe e filho é tranqüila, sem o peso de ansiedades e culpas; quando a despedida pode ser vivida de modo consciente e ter seu espaço na relação mãe-filho, bem como o reencontro ser vivido com prazer.

A despedida não é o oposto do encontro. São movimentos complementares. Como numa dança: encontro é o movimento de aproximação, despedida é o de afastamento. Ambos os movimentos são partes integrantes na coreografia das relações humanas, inclusive nesta que é a relação mãe-filho.

Certamente, não há um reencontro prazeroso se a despedida que o antecedeu não foi bem-feita. Negar a despedida, a tomada de consciência dela, é abrir espaços para desvios e adoecimentos, para sensações de abandono e de rejeição, para reencontros cheios de ambigüidades, culpas e remorsos.

O fim do pós-parto, do ponto de vista psicológico, está atrelado tanto à conquista de autonomia da criança quanto ao amadurecimento dos sentimentos maternos em relação a despedir-se de seu filho. Vê-se que o fim do pós-parto é gradativo, bastante impreciso e, especialmente, reincidente. Talvez, se perguntado a respeito do final do pós-parto, o psicólogo, para ser exato, devesse responder que essa é uma história sem fim: as mães se ressentem do filho adulto que casa, ou de suas viagens prolongadas, ou da primeira vez que dorme fora de casa, da primeira ida à escola, do desmame... Todas essas são circunstâncias de despedida, experiências de afastamento, de tomar distância, e exigem um enorme amadurecimento de confiança – no filho e na vida.

O nascimento é um momento que concentra emoções e sentimentos que ressurgirão de modo mais pulverizado durante toda a maternidade e paternidade. É nele a primeira vez que essa despedida se realiza concretamente, que esses sentimentos eclodem, como princípios, solicitando amadurecimento. O pós-parto reúne, simultaneamente, encontro e despedida.[14]

Autonomia: saber pedir e despedir

Até aqui abordamos a despedida como um movimento de afastamento complementar ao de aproximação. Vamos caracterizá-la sob um outro aspecto. O que é des-pedir?

Anteriormente, dissemos que o bebê nasce equipado para "pedir". Ao ganhar autonomia, ele "des-pede" o que antes precisava pedir. Exemplificando: o bebê chora porque está desconfortável em determinada posição no berço, ele pede a ajuda da mãe, que, correspondendo ao

[14] Dentre as causas de fissura mamária, é interessante notar que há tanto aquelas relacionadas ao encontro mãe-filho (pega do bebê, freqüência das mamadas), como as relacionadas à separação mãe-filho (forma de tirar o bebê do seio, dificuldade em interromper a mamada, duração prolongada da mamada).

pedido, muda o bebê de posição. Ao aprender a "se virar sozinho" no berço, o bebê des-pediu a ajuda da mãe. Se a mãe aceitar essa despedida, estará promovendo o crescimento de seu filho, além de estar fortificando sua confiança nas capacidades dele. Se, em vez disso, a mãe negar essa despedida e mantiver o hábito de mudar o bebê de posição, estará "im-pedindo" o desenvolvimento dele, mantendo-o regredido e dependente dela; cada vez mais sentirá insegurança e receio e desconfiará das capacidades de seu filho, o que pode dificultar o processo de aquisição de autonomia e de formação de identidade dessa criança.

Despedir é, nesse sentido, deixar de pedir. Um outro exemplo: durante a gravidez, o bebê utiliza o oxigênio da corrente sanguínea materna. No parto, corta-se o cordão umbilical, ocorre um desligamento. É como se o bebê "des-pedisse" o oxigênio materno, porque está pronto, conquistou autonomia cardiorrespiratória. Os pais precisam de tempo e de apoio para aprender a ver isso, sob pena de não confiarem na vitalidade de seu filho. Quantas vezes pais e mães se aproximam do berço só para ver se o bebê está respirando mesmo? E as preocupações com os ruídos nasais e respiratórios do bebê? Com isso estão exercitando sua capacidade de despedida, conferem a respiração da criança para alimentar a confiança de que, de fato, seus bebês já podem respirar por si mesmos.

Neste último exemplo, que é oportuno para ilustrar o medo de que o bebê morra, pare de respirar, fica clara a ativação daquele núcleo substancial da morte. Como nós, profissionais da saúde, podemos humanizar o atendimento se estamos pouco familiarizados ou atentos a essa questão? Como auxiliar a remoção de fantasias, mitos e medos, a identificação e compreensão de sentimentos e emoções que estão presentes, intervindo, fazendo parte, por vezes atemorizando e impedindo a fluência mais espontânea dos acontecimentos e das relações intrafamiliares?

O difícil dessa tarefa é que é dentro de nós mesmos que tal trabalho se inicia. Somos nós quem primeiro não podemos nos assustar com o fato de a morte "sub-estar" ao nascimento, senão pai e mãe (família) não encontrarão espaço para se abrir (dilatar) e elaborar (trabalhar) sua paternidade e maternidade.

Assim como o filho precisa da confiança de seus pais para fortalecer sua autoconfiança, os pais precisam da confiança dos profissionais que os assistem para seu próprio fortalecimento.

É nossa tarefa, enquanto agentes de saúde envolvidos com a humanização do parto, favorecer e cuidar desse amadurecimento. Promover a autonomia da gestante e do pai é respeitar o tempo de busca de soluções próprias. Se para todas as dificuldades soluções externas (técnicas ou não) são fornecidas, a confiança passará a estar depositada apenas naqueles e naquilo que está fora de si (profissionais, cesáreas, mamadeiras, etc.). Os pais precisam de tempo e de apoio para construir sua maternidade e paternidade. Não apressá-los e não desassisti-los é função daqueles que os acompanham. Não apressá-los exige que saibamos esperar. Tempo. Acompanhá-los exige nossa disposição para sentir e elaborar os elementos que o nascimento – encontro e despedida – traz à luz.

Finalização

Encerraremos com uma carta escrita por Lúcia, mãe da Marina, no seu oitavo mês de gestação. Uma carta sensível e bonita, que fecha bem este capítulo, já que retoma o tema da história, da morte e do tempo dentro de um contexto afetivo.[15]

---

[15] Carta redigida durante o curso de pré-natal do Grupo de Apoio à Maternidade e Paternidade (Gamp), coordenado por Ana Correia e Doris Saad.

Marina, querida:

Foi tudo muito devagar, às vezes mais devagar do que a gente – eu e seu pai – gostaríamos, porque o desejo e a vida real não têm a mesma velocidade nem falam a mesma língua. Você no princípio era uma névoa, um sonho que às vezes parecia impossível. E, aos poucos, como uma nuvenzinha, foi surgindo no céu e tomando forma, movendo-se, desenhando uma historinha de balão, em quadrinhos coloridos. Em certas horas houve suspense, medo de te perder mesmo antes de te ter. Mas depois, vinha a parte colorida, que acenava um final feliz. Nossa história juntos – nós três – está apenas começando, mas parece que dura bastante tempo. Espero que esta nuvenzinha seja sempre de tempo bom, mas, se chover de vez em quando, tudo bem, não é? Afinal, sem água não há mar nem marina... e depois da chuva o sol sempre volta a brilhar.

Lúcia

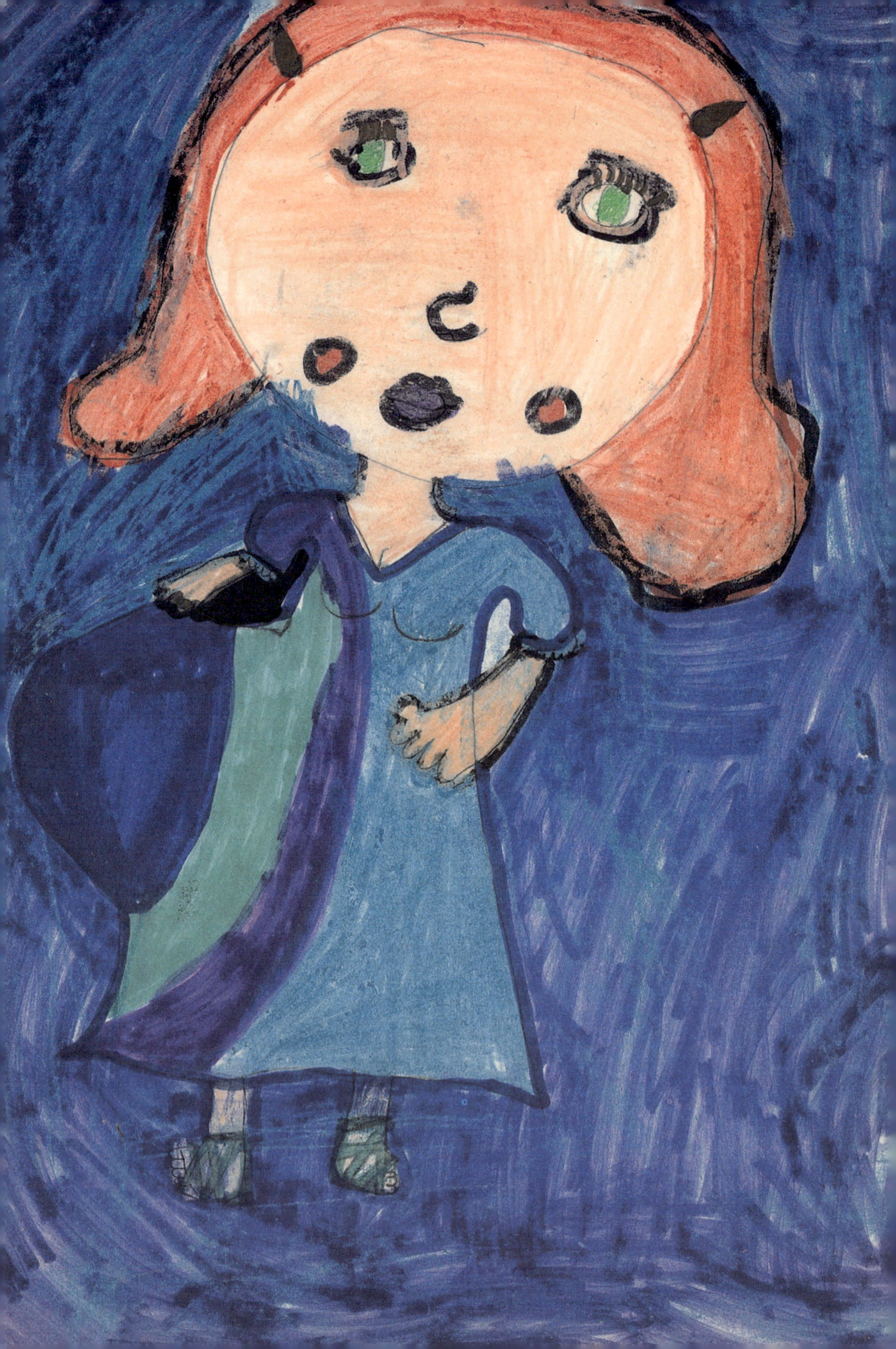

Humanizando o nascimento e o parto: o *workshop*[1]

Grupo de Estudos sobre Nascimento e Parto (GENP)

Gestação, parto e nascimento são fenômenos naturais e fisiológicos. Todavia, o processo de medicalização da assistência ao parto, decorrente da transição do parto domiciliar ao hospitalar, certamente contribuiu para tornar essa experiência alienante e desumana. No curso da história, a sociedade ocidental acabou desenvolvendo dois modelos polares de prestação de assistência a esses eventos, que aqui serão denominados *paradigma americano* e *paradigma europeu*. O primeiro se caracteriza pela institucionalização do parto, pela utilização de novas tecnologias, incorporação de grande número de intervenções (muitas vezes desnecessárias), e acaba por atender preferencialmente à conveniência dos profissionais de saúde. Uma conseqüência dessa concepção são as altas taxas de cesárea, monitoramento fetal, episiotomias,[2] entre outras. Já o paradigma europeu privilegia o bem-estar da parturiente e de seu bebê e quase não

[1] Realizado em 10 de abril de 1997, a responsabilidade pela compilação, redação e edição do material do *workshop* é de Daphne Rattner, Sonia Nussenzweig Hotimsky, Sonia Isoyama Venancio e Marinês Martins Miranda.

[2] Resumidamente, episiotomia é um corte realizado na região do períneo com a finalidade de ampliar o canal de parto.

é invasivo. Faz uso da tecnologia de maneira apropriada, sendo que a assistência se caracteriza pelo acompanhamento do processo de parturição do modo menos intervencionista possível. Nessa concepção, o parto tanto pode ocorrer na residência, como em casas de parto ou ambulatórios, sendo que se reserva o hospital para casos em que comprovadamente são esperadas complicações. A presença de acompanhantes é incentivada, e a parturiente pode escolher qual a posição em que se sente mais confortável para dar à luz. Nesse modelo, a profissional de eleição é a parteira, responsável tanto pelo acompanhamento do processo fisiológico como pela detecção precoce de anormalidades, quando indica remoção para nível de assistência mais complexo e/ou assistência por médico especialista.

No Brasil, a assistência que vem sendo prestada à gestação, ao parto e ao nascimento inspirou-se no paradigma americano. Ainda a partir da perspectiva histórica, nos últimos 35 anos foi sendo incorporada a concepção de risco obstétrico a essa assistência. As gestações passaram a ser classificadas como de alto, médio e baixo risco – e, portanto, na atualidade, não há gestação sem risco!

De acordo com essa concepção, os serviços foram sendo hierarquizados, de maneira a que os mais especializados oferecessem assistência às gestações de alto risco. Esses hospitais geralmente são os de ensino, ou hospitais-escola. Em decorrência, a mentalidade dos profissionais formados nesses locais (médicos, enfermeiros e obstetrizes) concebe a gestação *não* como um processo fisiológico e natural, mas sim como um processo em que está implícito o risco e, portanto, a patologia.

É a medicina que lida com a patologia, com o diagnosticar e o curar, e há trabalhos mostrando que esses profissionais não gostam de atender ao pré-natal, ou seja, de realizar o acompanhamento do processo fisiológico da gestação. Para alguns analistas, o parto não deveria ser atribuição do profissional, como tem ocorrido, pois o nascimento é do bebê, da mulher, do casal, de toda a família. Assim, a assistência à gestação, ao parto e ao nascimento sem complicações não deveria ser da responsabilidade de médicos se a abordagem considerasse parto e nascimento como processos fisiológicos, naturais. Sua intervenção deveria ser solicitada apenas em caso de complicações. Também as enfermeiras obstetras, devido à sua formação e inserção no modelo de assistência, acabam reproduzindo o modelo "médico".

Mesmo no campo da patologia, a assistência à gestação, ao parto e ao nascimento não tem sido adequada: se, como a Pesquisa Nacional por Amostra de Domicílios (PNAD) divulgou, 85% das parturientes tiveram assistência pré-natal, não é concebível que a primeira causa de morte materna seja hipertensão arterial, nem os altos índices de sífilis congênita.

Enfim, é possível detectar distorções na própria concepção da assistência ao nascimento e ao parto no Brasil, decorrentes do paradigma adotado, que acabam influenciando o modo como essa assistência é prestada e, conseqüentemente, a sua qualidade, interferindo tanto nos procedimentos executados como nas relações interpessoais.

O que é humanização na assistência ao nascimento e ao parto?

É difícil definir a humanização com precisão, ainda mais numa sociedade como a nossa, em que serviços de saúde foram transformados em mercadoria, ou em que o critério das usuárias para julgar um serviço como satisfatório pode ser o fato de ter conseguido encontrar um leito de maternidade disponível.

A humanização abrange uma série de diferentes aspectos referentes às idéias, aos valores e às práticas envolvendo as relações entre profissionais de saúde, pacientes e familiares e/ou acompanhantes; os procedimentos técnicos adotados; as rotinas dos serviços; e o relacionamento entre os membros da equipe de profissionais, que decorre, em parte, do modo como se dá a atribuição de papéis e a distribuição de responsabilidades dentro dessa equipe.

O modelo ocidental de ciência e de medicina é masculino, sendo associado ao distanciamento, objetividade, impessoalidade e autoridade. Essas características interferem no atendimento à parturiente e ao recém-nascido, pois os profissionais não ficam atentos e não valorizam os aspectos emocionais da experiência do nascimento. Em muitos hospitais, o isolamento da parturiente de seus familiares e de seu meio cultural; o estranhamento que sente em relação ao modo de organização e de funcionamento do hospital, suas regras, rotinas, procedimentos e linguagem; a falta de respeito no acolhimento com o qual é recepcionada; a falta de controle sobre o que sucede com seu corpo no processo de parto; tudo contribui para marcar essa experiência como traumática, alienada e desumana. A própria neonatologia também pode ser considerada agressiva, e suas rotinas impõem um estilo de trabalho que é de linha de montagem.

É necessário encontrar novas maneiras de fazer com que a mulher passe a ter maior controle sobre o processo, que seja respeitada enquanto cidadã, tendo o direito ao exercício de escolha sobre posições de parto, bem como à escolha de um/uma acompanhante, para que ela possa ter o suporte emocional de uma pessoa próxima, com quem queira compartilhar essa experiência. Também é importante a formação de um vínculo afetivo entre parturiente e profissional de saúde, e o suporte emocional que esse profissional pode propiciar à parturiente é um aspecto importante no acompanhamento do processo do parto.

Assim, a humanização é, basicamente, respeitar a individualidade das pessoas e saber ver e escutar o outro – o paciente –, permitindo a adequação da assistência segundo a cultura, as crenças, os valores e a diversidade de opiniões dos pacientes. Entretanto, devido ao modelo de assistência vigente, a mulher muitas vezes não tem sequer noção do que seria o respeito à sua individualidade – já se dá por contente se encontrar o leito obstétrico para acolhê-la quando vai parir.

Humanização também é respeitar o princípio hipocrático do *Primum Non Nocere* ("Em primeiro lugar, não causar dano"), que tem sido muito negligenciado na prática contemporânea. No caso da assistência obstetra, esta deveria ser humanizada desde o pré-natal.

A humanização na assistência ao parto e ao nascimento implica:

- respeito no acompanhamento do processo fisiológico, contribuindo para a evolução natural e compreendendo e corrigindo os desvios da normalidade;
- respeito à individualidade da parturiente;
- respeito à integralidade da mulher, como um ser biológico e social, oferecendo o suporte emocional necessário nesse processo pleno de ansiedades;
- permitir a presença de acompanhante – essa decisão é política, da direção do hospital; acompanhantes podem ser o companheiro, a mãe ou os amigos, doulas, enfermeiras, um grupo de apoio.

O uso abusivo da tecnologia (como as cesarianas desnecessárias) tem contribuído para a desumanização da assistência, além de acarretar o aumento de mortalidade e de morbidade materna e perinatal, isso sem mencionar o desperdício dos escassos recursos do setor de saúde.

Para humanizar o atendimento ao nascimento e ao parto, é também necessário realizar um trabalho de conscientização das mulheres, discutindo com elas quais as suas necessidades ou demandas em relação ao parto e à questão da humanização, para que elas possam reivindicar uma melhora da atenção ao nascimento e ao parto.

Quais iniciativas para humanizar serviços são imediatamente possíveis?

Um dos grandes problemas no sistema de saúde é o sistema de pagamentos por prestação de serviços, que é perverso e induz produtividade sem qualidade, além de desconsiderar a humanização. Uma das conseqüências desse tipo de organização do sistema de saúde foi o incremento de procedimentos de maior custo e desnecessários, nos quais se inclui a cesárea.

A prática de cirurgias na assistência ao parto tornou-se tão freqüente e disseminada que a possibilidade de ter um parto normal deixou de ser oferecida em muitos hospitais, ainda que a mulher o deseje. Os profissionais nem sempre estão preparados para negociar essa possibilidade, e ainda que as convicções pessoais da futura mãe sejam muito sólidas, nem sempre seu desejo prevalece. Os serviços não estão preparados e não se disponibilizam a escutar a parturiente.

Para que os serviços se humanizem, é importante estabelecer diálogo com a paciente: não apenas o médico, mas também os outros profissionais; não apenas no plano médico, mas também com respeito às suas outras necessidades e preocupações. Devem ser criadas condições no ambiente hospitalar para que tal diálogo aconteça.

São grandes "obstáculos" à humanização:

- a falta de disponibilidade dos profissionais para alterar suas práticas e se desfazer dos conhecimentos e atitudes aprendidos durante a sua formação;
- a grande rotatividade de emprego nos serviços de saúde que: dificulta o processo de integração das equipes; e torna necessário um processo contínuo de treinamento de profissionais;
- a falta de comunicação no interior dos serviços, devido a um sistema de informações que não dispõe de dados corretos e atualizados,

por exemplo, com relação ao número de leitos nas maternidades, vagas nas UTIs neonatais, etc;

- os entraves corporativos que se contrapõem à inserção no mercado de mais um profissional nessa área – a parteira;
- a baixa remuneração dos profissionais de saúde;
- a lógica de remuneração por "produtividade", que acaba por elevar o índice de cesáreas.

Portanto, também é necessário valorizar o trabalho dos profissionais da área de saúde, oferecendo-lhes salários mais dignos. A opção preferencial é por salários fixos condizentes, pois o pagamento por produtividade, ou seja, número de partos por plantão ou turno, acaba por aumentar o índice de cesáreas.

A experiência demonstra que é possível reduzir as taxas de cesáreas em hospitais. Por meio de um sistema de auditoria das indicações, demandando uma segunda opinião para sua realização, a taxa de cesáreas mensal do Hospital Universitário da Universidade de São Paulo foi reduzida de cerca de 34% a 35% para 24% a 25%. O profissional que indicava procedimento cirúrgico devia responder às seguintes questões: Por que fez ? Era evitável? Se sim, por que teve essa evolução?

Com vistas à humanização nos serviços, pode-se considerar as seguintes *propostas*:

- É importante reduzir a taxa de cesáreas desnecessárias, sendo uma das estratégias apontadas o questionamento da autonomia da decisão do médico, principalmente no que tange à indicação de procedimentos cirúrgicos.
- Os hospitais devem oferecer oportunidades para que representantes de organizações de população e de mulheres conheçam e divulguem estabelecimentos e profissionais segundo seus índices de cesárea. Sugere-se uma classificação dos hospitais de acordo com o seu risco de cesárea. Outro possível trabalho de conscientização se-

ria com as mulheres, discutindo com elas suas necessidades em relação ao parto e à questão da humanização, para que elas possam reivindicar uma melhora na atenção ao nascimento e ao parto.

- Os serviços devem criar oportunidade de discussão científica dos procedimentos e das rotinas hospitalares, visando à diminuição imediata de intervenções desnecessárias que causam desconforto ou são até prejudiciais à saúde da mãe e/ou do recém-nascido. Entre as rotinas mencionadas que poderiam ser revistas de imediato, incluem-se a aspiração de rotina dos recém-nascidos, o uso exagerado de fórceps de alívio, a tricotomia e a episiotomia como rotinas. Também se deve incentivar que os serviços adotem as rotinas preconizadas pela Iniciativa Hospital Amigo da Criança, que incluem, entre outras, a amamentação precoce, já na sala de partos.
- As características da burocracia e da hierarquia hospitalar se constituem verdadeiros obstáculos à humanização da assistência ao nascimento e ao parto. Assim, propõe-se a criação de Casas de Parto para o atendimento aos partos de baixo risco, com um ambiente simples, como uma alternativa adequada para humanizar a assistência. Na casa de parto, parteiras e enfermeiras obstetras seriam as principais responsáveis pelo parto eutócico. Pressupõe-se que seria mais fácil integrar equipes de trabalho envolvendo a colaboração e o respeito mútuo, pois iria se tratar de núcleos bem menores, que seriam constituídos com o objetivo de atender a partos fisiológicos de maneira humana. Além disso, as Casas de Parto ofereceriam menores riscos de infecção que os hospitais. A viabilidade de uma proposta desse gênero depende de um sistema altamente eficiente de referência e contra-referência e de transporte entre Casas de Parto e hospitais. Essa é uma proposta de parto que pode ser considerada "alternativa", e que não diminui, entretanto, a necessidade de se trabalhar dentro do sistema institucionalizado

e, portanto, com médicos obstetras e neonatologistas, no sentido de humanizar o atendimento ao parto e ao recém-nascido.

- A humanização do atendimento ao parto passa também pela transformação das relações *entre* os profissionais de saúde e desses *com os outros funcionários* do serviço de assistência ao nascimento e ao parto. É necessário que todos os envolvidos no atendimento à parturiente/puérpera e recém-nascido passem a trabalhar efetivamente como equipe, com respeito mútuo e reconhecimento da importância fundamental do papel que cada um desempenha. O que prevalece hoje nos serviços de saúde são relações hierárquicas de autoridade e poder, e desprezo de algumas categorias em relação às demais. Portanto, se humanização baseia-se em respeito, deve haver humanização das relações de trabalho, nos serviços, com respeito entre médicos, enfermeiros e outros profissionais.
- Nessa perspectiva de trabalho em equipe, deve-se delegar a outras profissionais, como enfermeiras obstetras e parteiras, a responsabilidade pela assistência ao processo fisiológico de gestação, nascimento e parto. Com a institucionalização de cursos de formação de parteiras, poder-se-ia também oferecer um atendimento mais individualizado às usuárias, pois as parteiras seriam treinadas para dar assistência ao longo do ciclo reprodutivo, do pré-natal e parto ao puerpério, seja fazendo a triagem dos casos de alto risco e encaminhando-os aos obstetras, seja administrando os primeiros cuidados aos recém-nascidos, assim como sendo as responsáveis pelas primeiras orientações em relação à amamentação. O médico deveria estar integrado à equipe para casos de patologia ou situações de risco. Parece estar ocorrendo abertura para isso no mercado de trabalho, pois alguns obstetras e maternidades, como a Sofia Feldman, em Belo Horizonte, baseiam sua assistência em enfermeiras obstetras.

Como introduzir a questão da humanização no ensino profissional?

O ensino dos profissionais, como foi visto no início deste artigo, é marcado por concepções de risco, o que gera o modelo *intervencionista*, associado a uma *excessiva valorização da tecnologia*. O caráter tecnologizante e intervencionista da prática médica aponta para a necessidade de transferir a responsabilidade pelo atendimento do parto fisiológico e eutócico para outro profissional de saúde, cuja formação seja mais condizente com a prática de acompanhar o parto e deixar a fisiologia atuar – a parteira. Daí decorre a importância de serem criadas escolas de parteiras ou obstetrizes, para se promover um modelo de assistência ao nascimento e ao parto mais individualizado, possibilitando à mãe um acompanhamento por um profissional durante todo o período do pré-natal, parto e pós-parto, e assim permitindo a formação de um vínculo entre o profissional de saúde e a dupla mãe–bebê.

Além disso, muitos profissionais médicos são treinados sem supervisão, ou com supervisão de outros médicos recém-formados, ainda em aprendizagem de residência. Em decorrência, em muitas escolas o ensino acaba se limitando às técnicas, negligenciando ou distorcendo considerações referentes a valores humanos – como a importância de o profissional ser respeitoso e sensível ou de saber se adaptar às solicitações da parturiente. Há que rever esses aspectos da educação e do treinamento dos profissionais. E para que sejam formados numa concepção de humanização, uma mesma filosofia deveria perpassar a atuação de todos os profissionais das instituições de ensino.

Na formação dos profissionais de saúde é necessário introduzir uma discussão crítica em torno do modelo ocidental masculino de ciência e de medicina – que é associado ao distanciamento, à objetividade, à impessoalidade e à autoridade, e que não valoriza os aspectos emocionais da experiência do nascimento e do parto –, para que se possa reformular esse modelo. A humanização também passa pela aprendizagem das diferentes concepções, dos valores e das práticas culturais associadas ao parto e ao nascimento existentes em nosso meio (indígenas, caboclas sertanejas, rurais e urbanas, etc.). Com maior acesso à informação sobre os diferentes hábitos e costumes associados ao nascimento e ao parto, será possível desenvolver uma atitude um pouco mais aberta e tolerante em relação às diferenças, com melhor comunicação entre profissionais e usuárias, buscando atender melhor às necessidades das mães e de suas famílias.

É também necessário discutir criticamente e reformular o modelo de atenção ao nascimento e ao parto no que diz respeito a seu caráter intervencionista, buscando valorizar as concepções e as práticas de *acompanhamento* e *aconselhamento* no parto e no nascimento, deixando a fisiologia atuar. É necessário apresentar aos alunos das profissões de saúde as diferentes concepções de humanização, bem como as de atendimento ao parto normal (diferentes posições, etc.).

É importante, ainda, criar espaços para discutir com os profissionais de saúde – durante a sua formação e o treinamento em serviço – o significado da morte e de deficiências físicas e mentais para os familiares da parturiente, para que eles se sintam mais capacitados para transmitir aos familiares informações sobre óbitos e existência de deficiências.

Numa perspectiva humanizante, o ensino da assistência ao nascimento e ao parto deveria contemplar:

- a assistência à pessoa, e não à patologia;
- que qualidade é fazer bem feito o que deve ser feito, sem ser desumano;
- o respeito e a humanização no processo de ensino–aprendizagem dos profissionais, para que eles possam atuar com respeito e humanidade;
- noções que acentuem o que é o normal;
- a recomendação do saber "quando não intervir", mais do que "treinar a mão" nas técnicas de intervenção;

- maneiras de abordar a parturiente, considerando-a um interlocutor válido: como fazer o toque, como conversar com a mulher, como explicar-lhe o que se passa, a importância da delicadeza no gesto, etc. O ensino deve abordar valores por meio do exemplo de respeito aos pacientes;
- se pretende-se que profissionais trabalhem em equipe, deve-se configurar situações de modo que o processo de ensino–aprendizagem na assistência ocorra num contexto de equipe, para que os profissionais estejam preparados a prestar uma assistência humanizada multiprofissional;
- formas alternativas de assistência ao parto.

Recomenda-se, ainda, que serviços que desenvolvem uma prática mais humanizada aceitem estagiários, seja estudantes, seja profissionais, para que os profissionais de saúde em formação possam adquirir essa experiência.

Também se recomenda a formulação de uma política de recursos humanos, de modo a que recursos humanos capacitados para uma assistência humanizada encontrem um sistema de saúde predisposto a absorvê-los.

Como introduzir a questão da humanização na mídia?

A maneira como vem sendo realizada a cesárea é uma catástrofe nacional, mas aparentemente não incomoda quem deveria sentir-se incomodado: as mulheres, os formadores de profissionais e o poder público. Nas mulheres, tem sido criada uma expectativa positiva em relação à cesárea, pela sua valorização e glamourização como um procedimento que protege a mulher da dor do parto. Por ocasião da hospitalização, as mulheres de maior renda e as que possuem um convênio médico se sentem "rainhas por um dia". O ritual prevê uma preparação com camisolas, chinelos caros, etc. Nesse contexto cultural, parece que a cesárea aumenta o *glamour* da internação.

Médicos têm importante papel como formadores de opinião. Por exemplo, se um professor titular se dispõe a aparecer na mídia atendendo ao charme de uma paciente particular de renome e fazendo uma cesárea, é provável que outras mulheres queiram copiar a situação.

A mídia pode contribuir para a humanização ao:

- vender a positividade do parto normal, das histórias que deram certo;
- expor situações que mostram a beleza do respeito ao processo fisiológico;
- mostrar que é possível questionar a autonomia da decisão do médico;
- divulgar as experiências bem-sucedidas, como a da favela Monte Azul, na periferia da zona sul da cidade de São Paulo, salientando, entretanto, que essa é uma possibilidade concreta de mudança para toda a sociedade;
- divulgar os riscos das cesáreas desnecessárias, e quais são os estabelecimentos que mais as praticam;
- divulgar os direitos dos pacientes.

Como dar o salto de qualidade para a humanização

As estratégias sugeridas para avançar em direção à humanização no atendimento ao nascimento e ao parto compreendem:

- documentar as experiências bem-sucedidas;
- fortalecer as experiências locais e divulgá-las, principalmente para organizações de mulheres;

- criar novos modelos de assistência ao nascimento e ao parto, ou casas de parto, que ofereçam atendimento com práticas mais humanizadas. Treinar mais profissionais nesse modelo;
- sugerir que Secretarias Municipais de Saúde incorporem experiências bem-sucedidas como marco de referência;
- criar cursos preparatórios para casais nas faculdades de Medicina e de Enfermagem, que também sejam freqüentados pelos alunos – cursos semelhantes poderiam ser oferecidos em serviços de assistência ao pré-natal;
- trabalhar em prol da legislação para se criar um curso de parteiras;
- criar cursos de parteiras, de nível técnico, para formar profissionais especializados no atendimento ao ciclo reprodutivo fisiológico;
- aglutinar todos os profissionais interessados em incrementar a humanização nos serviços em torno da Rede pela Humanização do Nascimento, a ReHuNa. Se possível, iniciar uma campanha nacional com o intuito de informar e sensibilizar a opinião pública;
- ocupar espaços em seminários e escolas de profissões relevantes da área de saúde e na mídia para divulgar idéias sobre a humanização do parto;
- institucionalizar o direito da parturiente a um acompanhante de sua escolha;
- finalmente, é essencial que sejam revistas as normas, as regras e as rotinas adotadas na assistência ao nascimento e ao parto normal e eutócico, adotando como modelo o que é preconizado pela Organização Mundial de Saúde na publicação da série *Safe Motherhood* denominada "Care In Normal Birth: a Practical Guide" (WHO/FRH/MSM/96.24). Nesse documento, entre outras recomendações, as práticas e as rotinas são classificadas em quatro grupos:
  a) Categoria A: práticas cuja utilidade já foi demonstrada e que devem ser encorajadas.

b) Categoria B: práticas claramente danosas ou inefetivas e que deveriam ser eliminadas.
c) Categoria C: práticas paras as quais as evidências são insuficientes e que devem ser adotadas com precaução, até que pesquisas suplementares clarifiquem sua utilidade.
d) Categoria D: práticas que freqüentemente são utilizadas inadequadamente.

Esse documento da OMS deveria ser divulgado para associações de profissionais que prestam atendimento ao nascimento e ao parto, para os serviços e, visando informar e atualizar os formadores de profissionais, também na Academia.[3]

- Recomenda-se ainda que o SUS adote essas diretrizes como norteadoras das formas de pagamento da assistência prestada, fortalecendo as instituições com maior proporção de práticas na categoria A e penalizando aquelas cujas práticas se concentram nas categorias B e D. Além disso, o SUS poderia adotar como critério discriminatório positivo, quando da remuneração de municípios, seu engajamento em um programa de incentivo ao atendimento ao parto humanizado.
- Incentivar, dentro das instituições vinculadas ao SUS, a realização de pesquisas que contribuam com evidências para as práticas listadas na categoria C.

[3] O documento, por iniciativa do Ministério da Saúde, em parceria com o escritório da Opas no Brasil, foi traduzido em 2000 e distribuído a todos os serviços públicos que atendem partos, assim como a obstetras cadastrados na Febrasco e obstetrizes cadastradas na Abenfo.

Participaram desse *workshop*:

Angela Gehrke da Silva (parteira diplomada na Alemanha, do Ambulatório da Associação Comunitária da Favela Monte Azul), Anna Volochko (médica sanitarista do Instituto de Saúde - SES/SP), Augusta Thereza de Alvarenga (socióloga e professora de Saúde Materno-Infantil da Faculdade de Saúde Pública da USP), Daphne Rattner (médica sanitarista do Instituto de Saúde), Gabriel Ventura (médico neonatologista e professor de Neonatologia do Hospital Universitário da USP), Hugo Sabatino (médico obstetra e professor do Departamento de Obstetrícia da Unicamp), José da Rocha Carvalheiro (médico, professor aposentado de Medicina Preventiva da Faculdade de Medicina da USP - Ribeirão Preto e diretor do Instituto de Saúde), Leda Maria Aschermann (enfermeira, presidente da Associação Comunitária da Favela Monte Azul), Luciano Marsiglia (jornalista, aprimorando do Instituto de Saúde), Luzinete Freitas Alves (auxiliar de enfermagem, ativa no Movimento de Saúde da Zona Leste e coordenadora do Conselho Municipal de Saúde de São Paulo), Maria Amélia de Almeida Telles (militante feminista, coordenadora do Projeto Promotoras Populares e diretora da Comissão de Direitos Humanos da Câmara Municipal de São Paulo), Maria de Fátima Ushirobira (médica sanitarista do Instituto de Saúde), Maria Goretti David Lopes (enfermeira e presidente da Associação Brasileira de Enfermagem, a Aben Nacional), Marina Ferreira Rea (médica sanitarista do Instituto de Saúde, diretora do Núcleo de Investigação sobre Saúde da Mulher e da Criança), Marinês Martins Miranda (psicóloga, aprimoranda do Instituto de Saúde), Martha Ligia Fajardo (enfermeira e consultora da Organização Pan-americana de Saúde, a Opas, na área de Saúde da Mulher), Rui de Paiva (médico pediatra, coordenador do Programa de Assistência Integral à Saúde da Criança - SES/SP), Ruth Hitomi Osawa (enfermeira obstetra, docente da Unifesp - EPM), Sandra Andreoni de Oliveira Ribeiro (enfermeira obstetra, presidente do Grupo de Estudos de Padrões/Auditorias do Hospital Universitário da USP, vice-presidente nacional da Associação Brasileira de Obstetrizes e Enfermeiros Obstetras, a Abenfo), Sérgio Daré Júnior (médico neonatologista, diretor do Serviço de Neonatologia do Hospital Maternidade Leonor Mendes de Barros), Silvia Marien Almeida (médica ginecologista e obstetra do Coletivo Feminista Sexualidade e Saúde), Sonia Isoyama Venancio (médica pediatra do Instituto de Saúde), Sonia Nussenzweig Hotimsky (antropóloga e professora da Escola de Sociologia e Política), Suzana Lakatos (jornalista, editora da Revista *Crescer em Família*, da Editora Globo), Umberto Lippi (obstetra e diretor do Serviço de Ginecologia/ Obstetrícia do Hospital do Servidor Público Estadual), Valéria Terra (médica pediatra, pós-graduanda em Administração Hospitalar e de Sistemas de Saúde pela Eaesp/FGV).

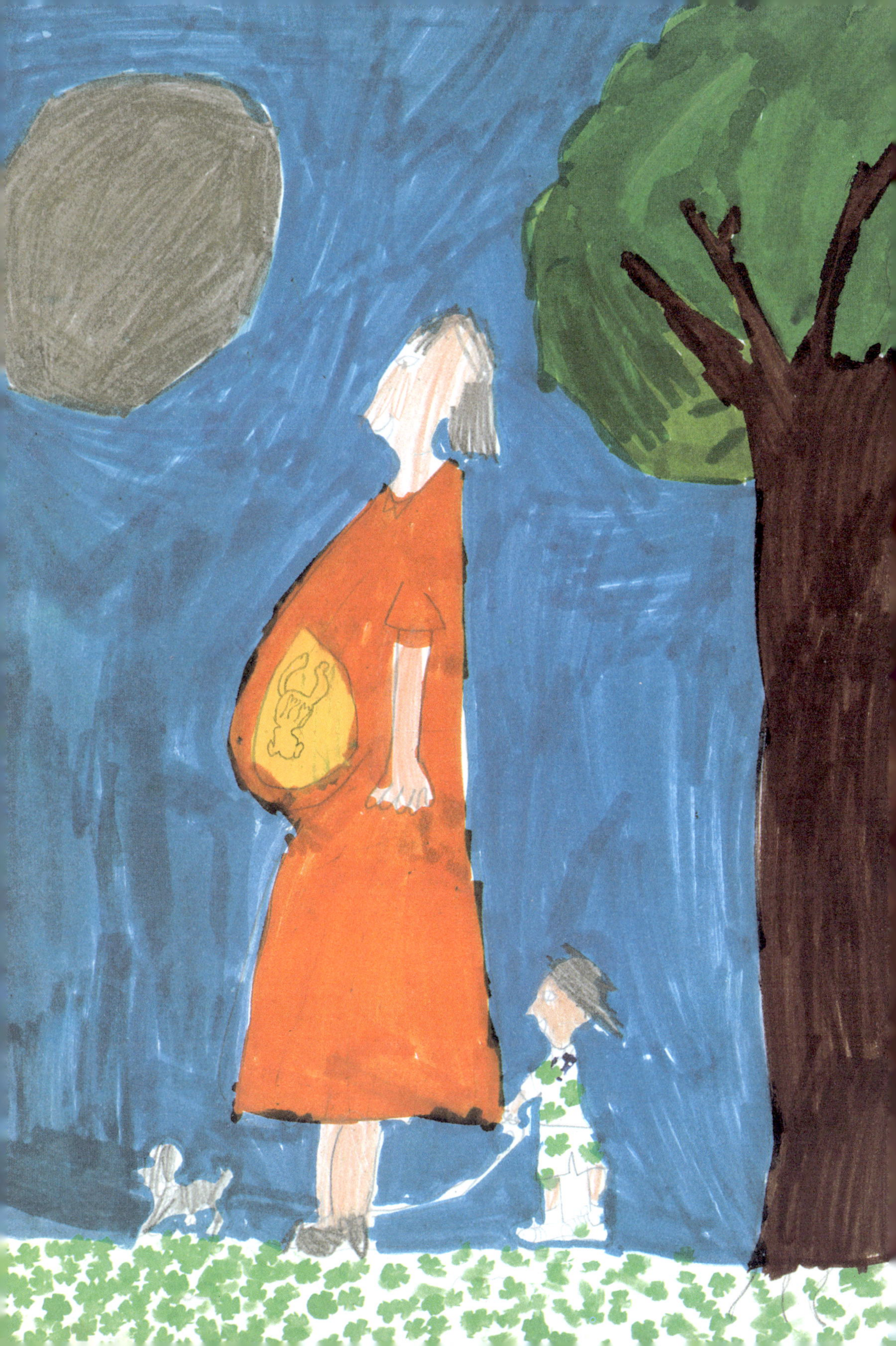

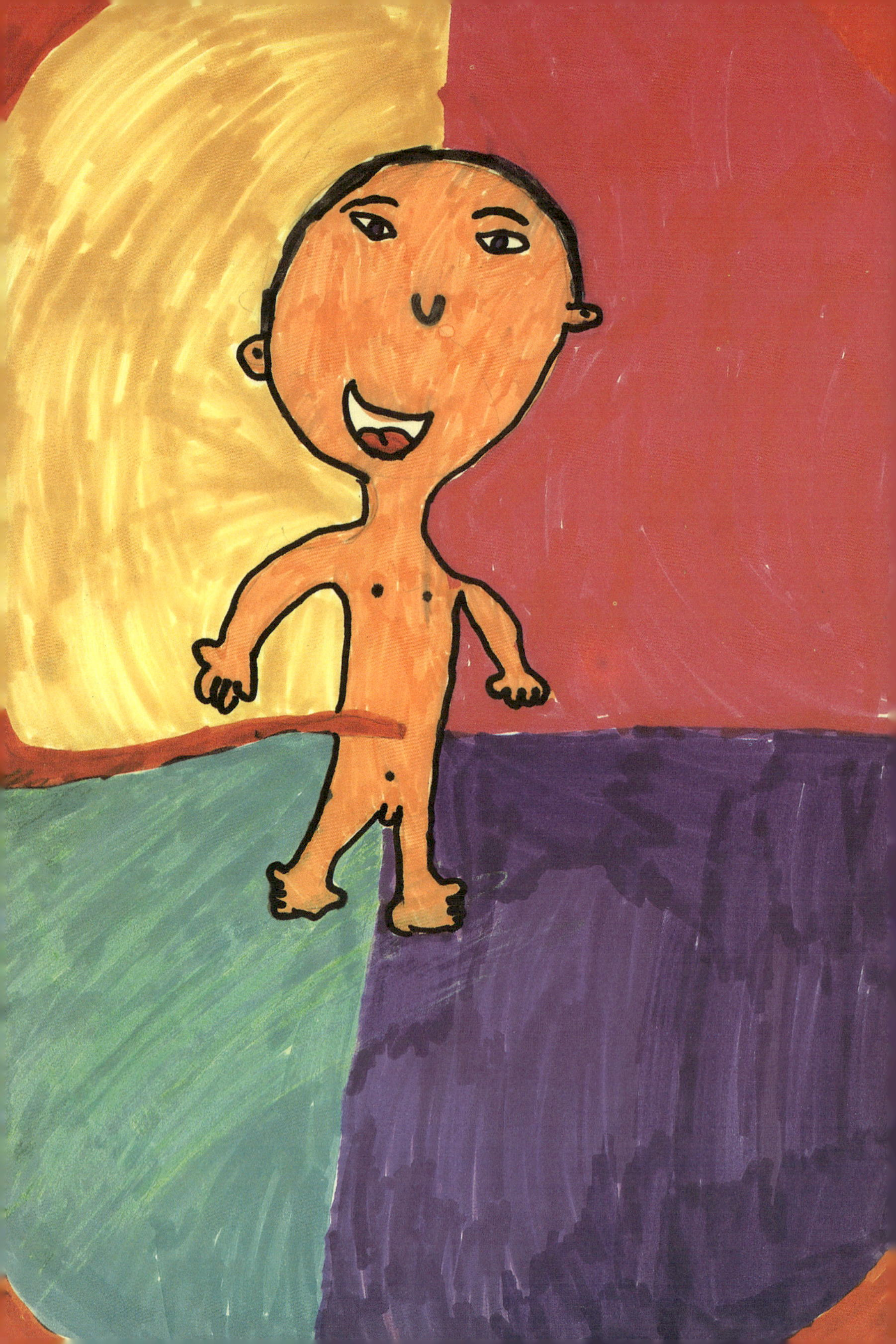

A humanização da assistência ao nascimento

ANGELA GEHRKE DA SILVA

Hoje em dia, é sabido que a individualidade do ser humano começa durante a gestação, assim como a formação de seu caráter, de sua confiança na vida, de seus traumas e de seus medos. Qualquer tipo de rejeição e de agressão podem se manifestar mais tarde como doenças, traumas, inseguranças e agressões. Essa formação continua na hora do parto e nas primeiras horas e dias de vida do bebê. Quanto mais respeito, carinho, amor e confiança a criança receber, mais saudável – em todos os sentidos – ela será quando adulta.

O parto é um momento-chave em nossa vida, e a parteira tem um papel fundamental para que o nenê passe pela transição, o "de dentro para fora", da maneira mais suave possível. Ela pode evitar que as mudanças sejam bruscas demais para o nenê, bem como as agressões desnecessárias. Se ela receber o nenê carinhosamente – sem jogar muita luz em seu rostinho e sem muito ruído de vozes em tom alto ao seu redor –, se ela o deixa na barriga da mãe, bem coberto e quentinho, para que ele possa escutar o coração de sua mãe, que o embalou durante os nove meses de gestação, ele não vai estranhar tanto o "novo" mundo. Ela deve cuidar ainda para que nenhum procedimento seja feito desnecessariamente, só por rotina, como a aspiração e a produção dos reflexos do nenê. Estes ela pode constatar durante o banho e a troca.

Da mesma maneira como a mãe passou por um esforço muito grande e uma vitória sem igual, o nenê também passou, pois conseguiu vencer um imenso obstáculo: abriu o canal de parto com sua cabeça e, enquanto isso, passou por um contato físico muito intenso. Nunca mais em nossas vidas teremos um contato físico, um abraço, tão forte.

Estudos realizados nos Estados Unidos sugerem que pessoas que nasceram de parto normal são mais equilibradas emocionalmente, e que pessoas nascidas por cesárea têm maior necessidade de se apoiar em outras. Há também um trabalho que estudou a associação entre delinqüência e nascimento por cesárea. Essas associações deveriam ser mais exploradas pela ciência, para abrir os olhos daqueles obstetras que se consideram mais dotados que a natureza, e para quem a cesárea é a melhor maneira de nascer.

Para prestar assistência ao parto, como parteira na favela Monte Azul, eu tenho quase tudo o que é necessário, mas não para fazer uma cesárea. Minha conduta é deixar que as coisas aconteçam, de preferência por si só, com o mínimo de intervenção. Dificilmente é preciso colocar um soro, fazer uma episiotomia ou uma extração manual de placenta. Os melhores recursos que tenho são o ambiente calmo, a paciência, a presença do marido ou de outra pessoa do conhecimento da parturiente, o fato de as grávidas se movimentarem bastante e da expulsão ocorrer na posição que elas preferem. A amamentação precoce ajuda a placenta a sair facilmente e a conter o sangramento.

Sugestões concretas para humanizar o nascimento e o parto

■ A curto prazo

Para o bebê:

- Colocar o bebê, que foi tão esperado durante os nove meses, sobre a barriga da mãe assim que ele nascer. Para isso, é necessário ter à disposição panos macios para cobri-lo, a fim de que ele não sinta frio (pode ser uma fralda dupla grande ou uma toalha macia grande, e não os panos frios e lisos do Centro Obstétrico).
- Deixá-lo mamar assim que surgir o reflexo de sucção.
- Aspirá-lo só quando houver necessidade (por exemplo, se houver mecônio[1]). Lembremos que as endoscopias em adultos são feitas sob anestesia geral, pois são insuportavelmente desagradáveis.
- Administrar o Kanakion por via oral, em vez de injetável, como é feito na Europa.
- Não aplicar o nitrato de prata depois de cesárea.
- Desviar o foco de luz do rosto do bebê.

Para a mãe:

- Chamar a parturiente pelo nome, não por mãezinha, e tratá-la com respeito e carinho.
- Deixar que se movimente durante o trabalho de parto.
- Deixar que tome água quando tiver muita sede.
- Permitir que ela continue usando a dentadura e os óculos.
- Evitar fazer toques em excesso; esperar até que ela relaxe, e entrar com os dedos com cuidado, seguindo a curva da vagina (toque não precisa doer).

1 Mecônio é uma substância escura ou esverdeada que constitui as primeiras fezes do recém-nascido.

- Não julgá-la (por estar com dor, ou gritando, ou não conseguir relaxar, ou ter abortado, etc.).
- No parto normal, cortar só os pêlos perto do períneo, e na cesárea, só os de cima.

A médio prazo

- Deixar o bebê com a mãe enquanto estiverem no Centro Obstétrico e depois deixá-lo o mínimo possível no berçário, longe dela.
- Efetuar a episiotomia só quando houver realmente necessidade (recomendação da OMS, pois existem estudos que mostram que não se justifica a sua realização rotineira).
- Aplicar ocitocina[2] somente quando de fato houver indicação.
- Estourar a bolsa só com indicação, pois a água protege a cabeça do bebê.
- Usar o fórceps só quando houver indicação (sofrimento fetal, eclâmpsia,[3] etc.).
- Providenciar roupa de cama, camisola, cobertores e colchões para todas as pacientes.
- Criar a possibilidade de os companheiros entrarem juntos (divisórias no pré-parto, etc.) e, se não houver companheiro, outro(a) acompanhante.
- Evitar as cesáreas desnecessárias.

A longo prazo

- Criar escolas de parteiras, com professores(as) treinados(as) em algum país onde existe a formação de parteiras (Holanda, Suécia, Alemanha, França, etc.).

---

[2] Ocitocina é um hormônio de natureza protéica, formado no hipotálamo e que se acumula na hipófise; tem como funções produzir as contrações uterinas e a ejeção láctea.

[3] Eclâmpsia é um quadro de sintomas que se desenvolvem a partir da segunda metade da gravidez: hipertensão, retenção de líquidos, presença de proteína na urina, convulsão e coma.

- Deixar que os partos normais eutócicos sejam acompanhados pelas parteiras.
- Criar verdadeiras equipes – integradas por médicos, parteiras, enfermeiras, auxiliares, faxineiras, etc. –, para que trabalhem juntos, cada um respeitando o outro e sua função.
- Chegar a uma taxa de cesáreas inferior a 15%.
- Diminuir a mortalidade neonatal e a materna, assim como o medo, a frustração e o sentimento de impotência das parturientes.
- Possibilitar às famílias que o nascimento do bebê seja uma festa, o momento mais feliz imaginável.

Com essas medidas, poderemos proporcionar aos seres humanos que estão chegando que este momento seja o mais carinhoso, suave e amoroso possível, com o mínimo de traumas, pois eles vão ser a futura humanidade e retribuir conforme foram recebidos e educados.

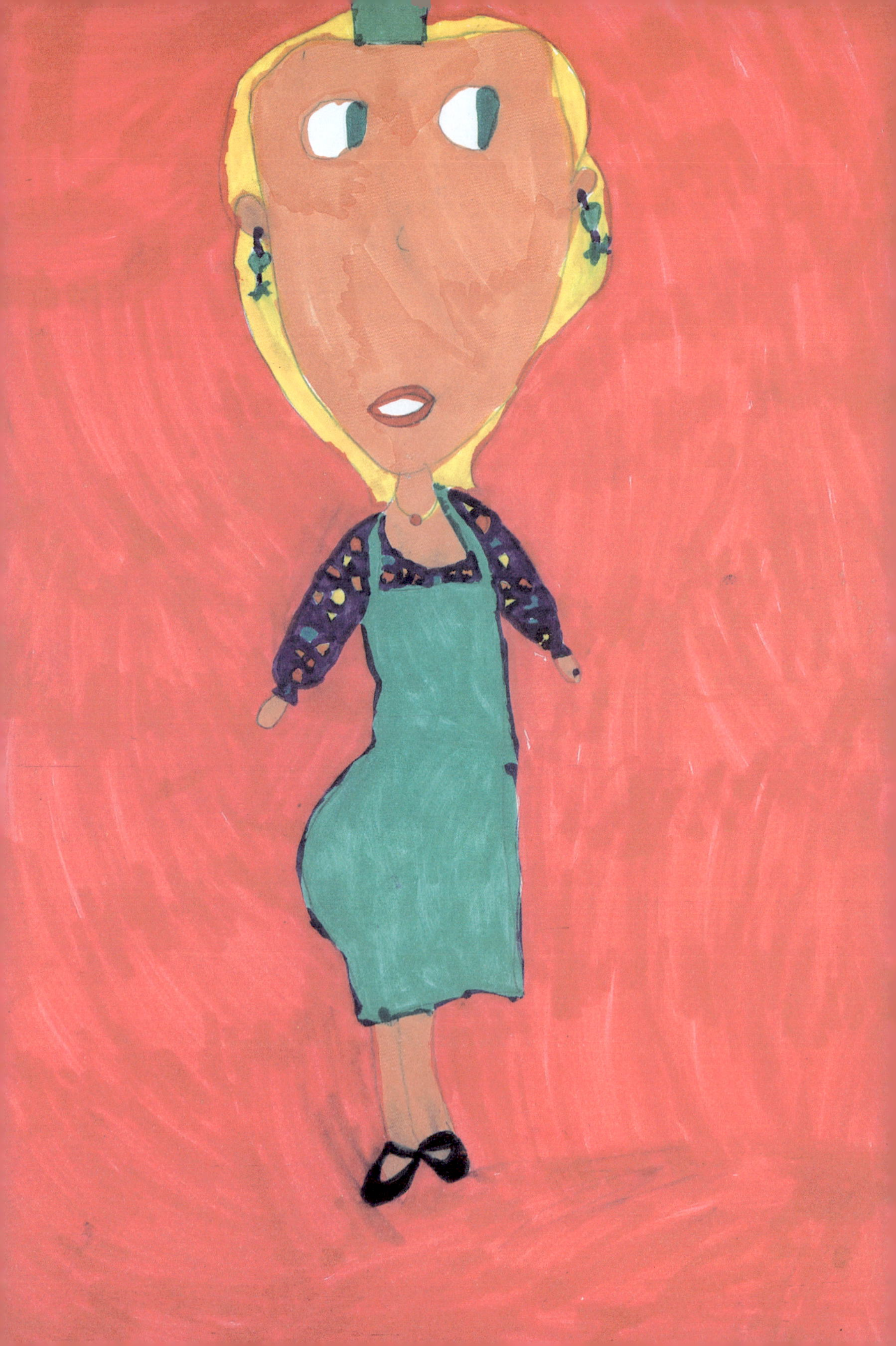

Humanização do ensino em saúde perinatal

Gabriel Ventura

A Saúde Perinatal tem a característica de ser uma área de atuação interdisciplinar que envolve disciplinas médicas e outras consideradas não médicas, tais como a Psicologia e a Sociologia.

Por se tratar de uma área em que o relacionamento entre o paciente (a gestante) e o agente de saúde (médico ou não) é bastante íntimo, envolvendo questões freqüentemente emocionais, é necessário que tais profissionais tenham durante sua formação a ocasião de perceber o quanto é importante e sutil a maneira como se dá esse relacionamento.

As instituições formadoras de profissionais que se destinam a trabalhar nessa área têm importante responsabilidade na programação do ensino; porém, é o professor quem diretamente passará aos seus alunos as noções de respeito, delicadeza e compreensão. Tais concepções devem ser veiculadas não somente numa sala de aula, mas, sobretudo, nas práticas que envolvem contato com pacientes. É no contato estreito do dia-a-dia que o professor transmite aos seus alunos as noções de ética e de respeito para com o paciente. O mestre constitui certamente um modelo a ser ou não imitado.

O profissional de saúde que atua na área perinatal, assim como em outras áreas da medicina, tem o dever de transmitir à paciente todas as informações de que dispõe, bem como esclarecer-lhe todas as dúvidas que possam persistir. O argumento de que pacientes com pouca instrução não têm condições de entender tal ou qual elemento da discussão é falacioso e cômodo para quem o sustenta. O profissional deve ter a capacidade de saber adequar o seu discurso à capacidade de compreensão do interlocutor que tem à sua frente. A arte do exercício profissional reside na maleabilidade de adaptação, tanto dos gestos como do discurso do profissional, que deve saber adequá-los a cada situação.

O paciente, por sua vez, tem total direito à informação. É sabido que, se ele dispuser de mais e melhores elementos para estruturar a sua convicção, estarão sendo criadas melhores condições para a instalação de uma relação de necessária confiança entre o profissional e o paciente, o que dará maior segurança a todos. A desinformação ou a impressão de meias-verdades são as principais razões para que se instale um clima de desconfiança, o qual é fonte de ansiedades que somente podem ser amenizadas com a sinceridade. As pacientes têm a capacidade de compreender que há limites, tanto do conhecimento científico como das condutas assistenciais. A fim de não acrescentar ansiedades desnecessárias, somente deve ser dito aquilo de que se tem certeza.

O que não pode ser tolerado, e com razão, é a impressão de inverdades, de informação incompleta ou de falta de sinceridade. Nenhum profissional está sujeito à obrigação de fazer mais pela paciente do que os avanços do conhecimento permitem. Todavia, esses avanços devem ser aplicados com bom senso e de modo personalizado, dentro de uma lógica ética.

Sabe-se das mudanças – tanto físicas como emocionais – que ocorrem durante a gravidez no organismo da mulher e que têm inclusive um substrato hormonal fisiológico. Essa é uma razão a mais para que o profissional que atua no pré-natal se informe e conheça tais modificações, e que saiba adaptar seu comportamento às necessidades da mulher nesse período, tratando-a com a compreensão e a paciência necessárias, para transmitir-lhe todas as informações que demandam ou que considera essenciais.

O momento do parto, ainda envolto em uma infinidade de mistérios, requer ainda mais carinho, compreensão e respeito dos profissionais que assistem a parturiente. É momento único por excelência na história de cada um, no qual a individualidade deve ser preservada e as condutas assistenciais, personalizadas. É fundamental que o ambiente seja de calma e segurança, para que o evento natural possa transcorrer normalmente.

Quanto à recepção do recém-nascido, que também deve ser personalizada, o tipo de assistência a ser desencadeada deve ser adaptado também às necessidades de cada um, sem estereótipos de conduta. Um atendimento de qualidade ao recém-nascido requer, além do material técnico necessário, o uso do bom senso e da calma, que devem prevalecer na análise objetiva da situação, sem, no entanto, deixar de assegurar uma assistência adequada, caso uma intervenção médica se justifique.

Talvez a principal atitude que o profissional que dá assistência ao recém-nascido deva adotar seja a de tolerância, de respeito a uma fase adaptativa que, apesar de natural e necessária, não deve ser vivida de maneira desagradável ou como um evento traumatizante: se considerados os inúmeros fatores – tais como a mudança de temperatura, a intensidade de luz, os cheiros diferentes, o meio de vida aéreo e, sobretudo, a surpresa da perda do limite físico – que podem transformar o nascimento num momento desagradável (se não ameaçador), a competência do profissional reside na capacidade de adequar a sua intervenção, sem estereótipos, com a tolerância necessária, e dar ao recém-nascido a oportunidade de poder demonstrar o quão competente ele (ou ela) é para a sua autonomia atual e futura.

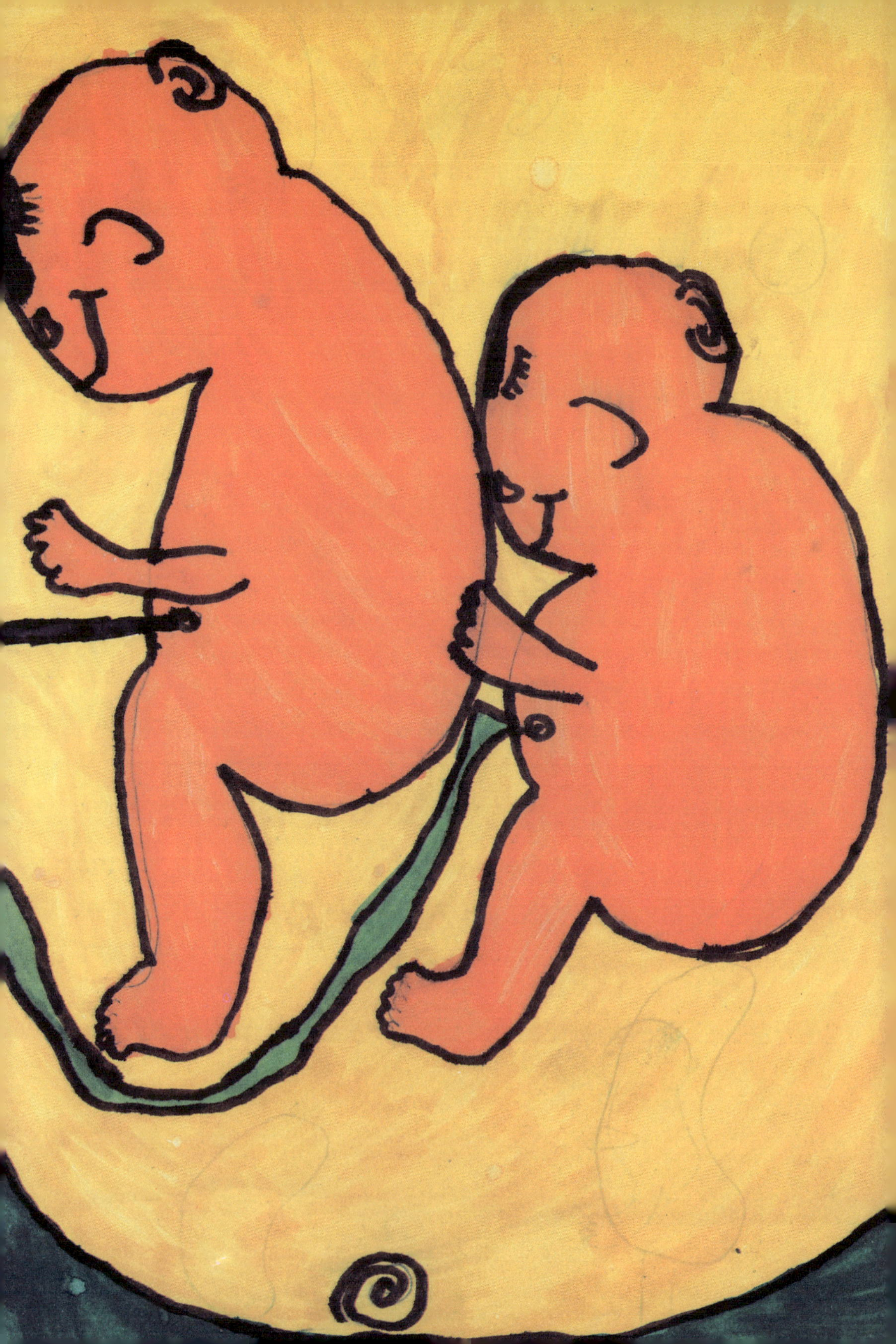

"Eu era doula e não sabia..." (Doula, um nome novo para um papel muito antigo)

Maria de Lourdes da Silva Teixeira (Fadynha)

Minha trajetória como doula se confunde um pouco com toda a história do parto natural no Brasil, pois, ao começar a promover eventos, seminários e palestras relacionados com esse tema, desde os anos 1970, comecei a despertar muitas pessoas para a proposta de investirem num parto mais humano.

Nasci em Campo Grande (MS), oitava dos onze filhos que minha saudosa mãe teve, todos em casa e todos amamentados por muito tempo. Com o Sol em Câncer, signo da maternidade, tudo já me induzia a pensar, desde a minha infância, que gestar e nascer eram os atos mais naturais da vida, e foi isso o que me atraiu para esse lado.

Vivi minha juventude, graças a Deus, na era dourada dos anos 1960/1970. A era das comunidades, em que se cultuava a paz e o amor. Como a maioria dos jovens da época, busquei conhecer a vida em sua essência, respeitando as leis da natureza. Felizmente, não encarava o parto com medos, tudo para mim era uma simples continuação dos rituais do dia-a-dia. Por isso, ao ficar grávida, o mais espontâneo foi pensar num parto natural, em casa, sem grandes aparatos, como eu e meus irmãos havíamos nascido. E assim foi que, num ambiente muito limpo, simples, sem móveis e com poucos materiais caseiros, eu tive minha filha, no início de 1978. Tudo ocorreu com a assistência das pessoas da casa, pois morávamos em comunidade, e com a presença de uma médica recém-formada que pediu para estar lá, pois queria ver um parto natural. Foram apenas cinco horas de trabalho de parto e quase nada de dor. Recebi massagens do meu companheiro e o parto, de cócoras, aconteceu numa esteira coberta com um lençol azul. Com minha filha nascia também essa minha nova, e não programada, profissão. Foi um marco muito forte e bonito para mim e que viria a completar minhas pesquisas da época a respeito de um trabalho de ioga para grávidas, que desenvolvi sem grandes pretensões, apenas com o interesse de conhecer e ajudar as mulheres, o ser humano em geral e para o meu próprio conhecimento.

Com a matrícula da Faculdade de Comunicação trancada, mesmo sendo essa área uma das minhas grandes paixões, nesse momento outros estudos estavam me fascinando: ioga, *do-in*, anatomia, fisiologia, naturopatia, alimentação, fitoterapia, etc. Eu estudei em casa, com o meu companheiro, e nos tornamos autodidatas. Os temas alimentação e terapias naturais eram desconhecidos no país na época. Fomos pioneiros em vários dos assuntos ligados às terapias naturais. Não existia essa grande quantidade de livros e cursos que existem atualmente.

Aconteceu então que, sem nenhuma propaganda, só no "boca a boca", começaram a vir as primeiras alunas grávidas para fazer ioga. Eu estava criando um método próprio, experimentei-o em mim mesma e depois em aproximadamente 11 mil grávidas nesses 27 anos de atuação. Mas não era só ioga, tinha também todo um trabalho de conscientização quanto à forma de parir, nascer e cuidar do bebê. E, como conseqüência natural, vieram os primeiros acompanhamentos de parto: após estabelecermos o vínculo durante todo o período da gravidez, já era de se esperar que elas me quisessem presente no momento mais importante de suas vidas, a hora do parto. E mais um trabalho começou...

Virei doula!!! Na época, ninguém conhecia esse termo, nem mesmo eu.

No final da década de 1970, a ordem do dia era a "simplicidade voluntária". Descomplicar, deixar o instinto e a intuição agirem! Aconteciam muitos partos em casa. Para isso, eu "doulei" também alguns obstetras nos seus primeiros passos desse novo caminho. Tudo era muito novo para todos nós, mas parecia que sabíamos de tudo, pois era o conhecimento de milhares de anos que a natureza guardava dentro de preciosas lembranças inconscientes. E, quando esse conhecimento é acessado, tudo fica mais simples. O segredo é estar sempre com disposição e humildade para aprender. Quando um médico se dispõe a mudar o paradigma e entender o que ele não estudou na universidade, aprendendo com uma parteira, ou uma doula ou mesmo com a parturiente aquilo que é o conhecimento universal, é extremamente louvável. E vi isso acontecer por várias vezes. Aprendi muito com esses profissionais, como eles devem ter aprendido comigo também. Lembro-me de que, desde a primeira vez que acompanhei um parto, eu comecei a usar recursos que já conhecia, e usava em minha própria vida, para aliviar a dor das parturientes, tais como massagens, *do-in*, cromoterapia, respiração, ioga, mantras, etc. Acompanhei partos até em enfermarias de maternidade, em casa, nos quartos das maternidades... evitávamos sempre que possível fazer nos ambientes frios e cirúrgicos. Intuitivamente, comecei a usar os banhos quentes: chuveiro e banheira. Comecei a adotar também cristais, aromaterapia, cromoterapia e plantas medicinais. Como muitos desses recursos eram desconhecidos há duas décadas e meia, quem via se espantava, principalmente no ambiente hospitalar. Era como se tivéssemos armado um "circo" no quarto do hospital ou até nas salas de parto. Sempre que eu ia para algum parto com equipes mais humanizadas, aguçava a curiosidade das pessoas em volta. Começamos a aproveitar as "ferramentas" disponíveis no local e no momento. Demos uma nova utilidade àquela escadinha que existe em todos os ambientes hospitalares, colocando nela a mulher de cócoras, apoiada por uma pessoa que se senta no degrau mais alto.

Lembro-me de um episódio, no início dos anos 1980, muito marcante, com uma grávida muito bem-preparada, e íamos fazer o seu parto no quarto da maternidade. Aí começou um zunzunzum lá fora. Era uma negociação entre a direção da maternidade e a obstetra: a direção havia descoberto que íamos assistir o parto no quarto. Queria que fôssemos para a sala de parto e a corajosa médica foi, mas também impôs condições... Fazer lá tudo do jeito que faríamos no quarto, sem interferências de ninguém da maternidade! O chato foi a mudança. O trabalho de parto já estava bem adiantado, deu uma parada, mas não chegou a complicar. A médica ainda tentou agradar à direção da maternidade colocando a parturiente de cócoras em cima da mesa de parto, estreita e limitada. Percebi que não daria certo e pedi para irmos fazer exercícios no solo novamente. E aos poucos tudo estava no chão: o colchão da mesa de parto e o marido, apoiando a parturiente que estava de cócoras. E como a sala de parto era toda de vidro, como um aquário, tivemos uma platéia e tanto nos assistindo do lado de fora. O parto foi lindíssimo, de cócoras, com o marido apoiando-a, no colchonete, sem nenhuma intervenção, sem cortes, não precisando levar nenhum ponto. Com certeza todas essas imagens devem ter ficado gravadas na memória da equipe hospitalar que nos assistiu – quem sabe isso não tenha servido para alguém se tocar que devia fazer alguma mudança em sua forma de trabalhar...

Aos poucos, tanto os obstetras quanto as parturientes começaram a perceber que a liberdade conquistada nesse trabalho facilitava todo o desenrolar do parto para a mulher. E mais: comecei a observar que a parturiente ficava mais satisfeita e passava a agradecer cada vez mais e a criar um vínculo afetivo de longa duração comigo, do tipo "amigas para sempre". Fui constatando que a maneira como as grávidas vivenciavam o trabalho de preparação e o parto marcava-as para o resto da vida. Sempre, ao nascer o bebê, elas ficavam me agradecendo demais, como se elas próprias não tivessem feito nada, como se elas não pudessem ter sido capazes caso eu não estivesse ali presente. Eu sempre ficava muito sem graça, pois notava que elas não agradeciam da mesma maneira aos outros profissionais da equipe. E isso me fez entender que não era a mim como pessoa, mas ao que eu representava – a "doula"!

A doula significa para uma mulher em trabalho de parto uma verdadeira luz. É a tábua de salvação, pois alivia a dor, dá apoio, encoraja, transmite amor e paz. É qualquer mulher que estiver ali, dando esse suporte contínuo nesse momento em que, além de a mulher estar precisando, ela está emocionalmente e energeticamente aberta, está acontecendo nela um trabalho muito espiritual, que faz a conexão com a energia básica da vida. O instinto de sobrevivência está aguçado e o *chakra* básico (em sânscrito, *muladhara*, que significa "o lugar de origem"), o *chakra* sexual (em sânscrito, *swadisthana*, que significa "consciência de si próprio") e o *chakra* esplênico (ou plexo solar, em sânscrito, *manipura*, que significa "cidade das jóias") estão em grande atuação e a parturiente está receptiva para esse tipo de vivência. Por tudo isso, o que fica na memória dessa mulher é muito profundo e inesquecível. E, segundo pesquisas feitas e apresentadas na IX Conferência de Parto, realizada em São Francisco, Estados Unidos, em novembro de 1990, pela fisioterapeuta americana Penny Simkin, ao receber o apoio de uma doula, a lembrança será positiva, mesmo que a grávida não tenha conseguido ter o parto dos seus sonhos. Os profissionais de saúde têm grande influência em como cada mulher se lembrará da experiência de dar à luz. A presença da doula a faz sentir-se cuidada e apoiada, o que lhe dá essa sensação de bem-estar.

Ouvimos o seguinte depoimento de uma mulher, ao final do Curso de Capacitação de Doulas em janeiro de 2003, ministrado por Debra Pascali-Bonaro, treinadora da Doulas of North America (Dona). Estávamos com ela e um grupo de doulas visitando a Igreja Nossa Senhora do Bom Parto, no centro do Rio de Janeiro, e, ao conversar com a responsável pela recepção na Igreja, ela nos contou que há 28 anos, ao ter seu filho, uma enfermeira deu-lhe a mão no momento que ela mais precisava; ela afirmou nunca mais ter se esquecido disso, como se a mão daquela desconhecida e amorosa enfermeira estivesse ainda a segurar sua mão, coisa de poucos momentos atrás.

Por seu lado, a doula sente coisas incríveis! Eu percebo, como doula, que preciso me integrar plenamente ao sentimento daquela mulher. Preciso sentir do que ela necessita, estar com todos os meus sensores altamente alertas, para não ter de usar o racional.

Costumo estar tão envolvida em todo o processo do parto que nem sinto o tempo passar, não percebo se estou com fome nem se o cansaço vem; este só aparece depois, se aparecer.

A doula tem de desenvolver a escuta ativa, precisa estar muito receptiva para deixar a mulher falar se ela sentir necessidade. O "saber ouvir" é mais importante do que o "saber falar" nesse momento. É falar com o toque, com as atitudes, com o olhar e com o cuidado.

A doula precisa criar meios para desenvolver a autoconfiança e a auto-estima da mulher. E a melhor maneira é saber se amoldar ao momento e/ou ao que for necessário. Ser como a água que toma a forma do recipiente, a rede que ampara quem nela se deita e a bola de parto que acomoda melhor o corpo da grávida que ali se senta.

A doula, sem dizer nada, exerce uma influência não só na mulher que está parindo: ela estende sua aura também para os outros profissionais, todos acabam percebendo que dela emana uma energia conciliadora, simbiótica, de acolhimento e de respeito. Esse apoio contínuo traz segurança e encoraja a mulher a chegar até o momento sagrado.

A doula, conforme pesquisas diversas, tem a capacidade de reverter quadros difíceis, sem fazer aparentemente "nada", só pelo fato de estar ali, dando esse suporte contínuo. A doula faz com que as taxas de cesarianas caiam em 50%; que haja redução de 25% no tempo do trabalho de parto; também se reduz em 60% a necessidade de analgesia peridural, em 40% o uso de ocitocina sintética, e em 40% o uso de fórceps. Os pediatras e autores Marshall Klaus e John Kennel chegaram a essas conclusões em suas pesquisas já no ano de 1993.

Até a OMS e o Ministério da Saúde estão recomendando a doula em seus documentos! Segundo catorze ensaios clínicos divulgados pelo Ministério da Saúde, envolvendo mais de 5 mil mulheres de países tanto desenvolvidos como em desenvolvimento, chegou-se à conclusão de que a presença das doulas nos partos esteve associada à redução: da necessidade de medicação para alívio da dor; do índice de partos vaginais operatórios; do índice de cesarianas; da depressão neonatal; da duração do trabalho de parto; além da menor incidência de depressão pós-parto e do maior índice de sucesso na amamentação em observação após seis semanas do parto.

É bom ressaltar que a doula precisa dar um suporte ainda maior quando nesse parto for necessária alguma intervenção, para que a frustração seja menor e a aceitação dessa necessidade seja mantida na lembrança como algo positivo. Essa memória vívida existirá para o resto da vida. Daí a importância do consentimento e da recusa informada. Tudo deve ficar claro e ter a participação ativa da mulher. É o seu protagonismo, mesmo nos momentos mais difíceis. A mulher tem de acreditar em si e saber que a energia que faz conceber o bebê é a mesma que provoca o seu nascimento. É preciso estar em harmonia com ela mesma.

É importante lembrar que a mulher amedrontada bloqueia a ocitocina, que é o hormônio do amor, do parto... Enquanto que a mulher protegida a libera, o que traz inúmeros benefícios para esse momento.

E já existem pesquisas que afirmam que a doula também faz essa liberação dos hormônios, mensageiros das emoções. São eles que geram o ritual mais sagrado do ser humano, que é o nascimento.

Por isso tudo, sinto que sou uma privilegiada por ser doula, por participar de um momento tão especial da vida de muitas mulheres, seu momento mais forte, mais íntimo, desempenhando um papel que permite que todas essas emoções sejam positivas, mesmo quando algo não sai do jeito idealizado. E por todo esse seu envolvimento, a doula pode sair do parto muito feliz.

Uma coisa que eu prezo muito é a minha invisibilidade numa sala de parto (em qualquer que seja o local), ou seja, o respeito e a interação perfeita com os demais profissionais envolvidos. Nesse momento, há uma grande cumplicidade. Entendo que uma doula não está ali para julgar, observar, intervir ou comparar, embora seja inevitável presenciar condutas agressivas, erros, situações desconfortáveis entre os profissionais e/ou familiares. E não acontecem só finais felizes, mas a doula pode transformar um final difícil em um *happy end* na memória da mulher...

Acalento um desejo com toda a minha alma, que é manter acesa a chama da humanização. Que essa chama possa crescer como uma luz tão forte, como um farol no meio da escuridão a iluminar o caminho da mulher brasileira. Ela sabe mexer os quadris tão bem, é tão liberada... ela deve encontrar a via de retorno para seu próprio corpo, informando-se e conscientizando-se, buscando apropriar-se de seus direitos fundamentais. E assim perder o medo absurdo da dor e passar a ter o parto natural, sem traumas, do jeito que a mãe natureza preparou. A doula tem aí um grande papel: de ser o anestésico natural da mulher nesse momento.

Tenho o desejo de que chegue o momento em que todas as mulheres, de todas as classes sociais, possam ter uma doula na hora do parto. Essa será a porta aberta para a mudança. Em 1979, quando ministrei a primeira palestra da minha vida, disse, em palavras diferentes, mas com o mesmo sentimento que eu ouviria do obstetra francês Michel Odent mais tarde: "Para mudar o mundo é preciso mudar a forma de nascer". Eu disse àquela época: "Essas crianças que estão nascendo de uma gravidez preparada, desejada, apoiada e de um parto feliz com certeza darão ao mundo o que elas recebem: amor. E esse será um passo muito importante para a paz e para a não-violência".

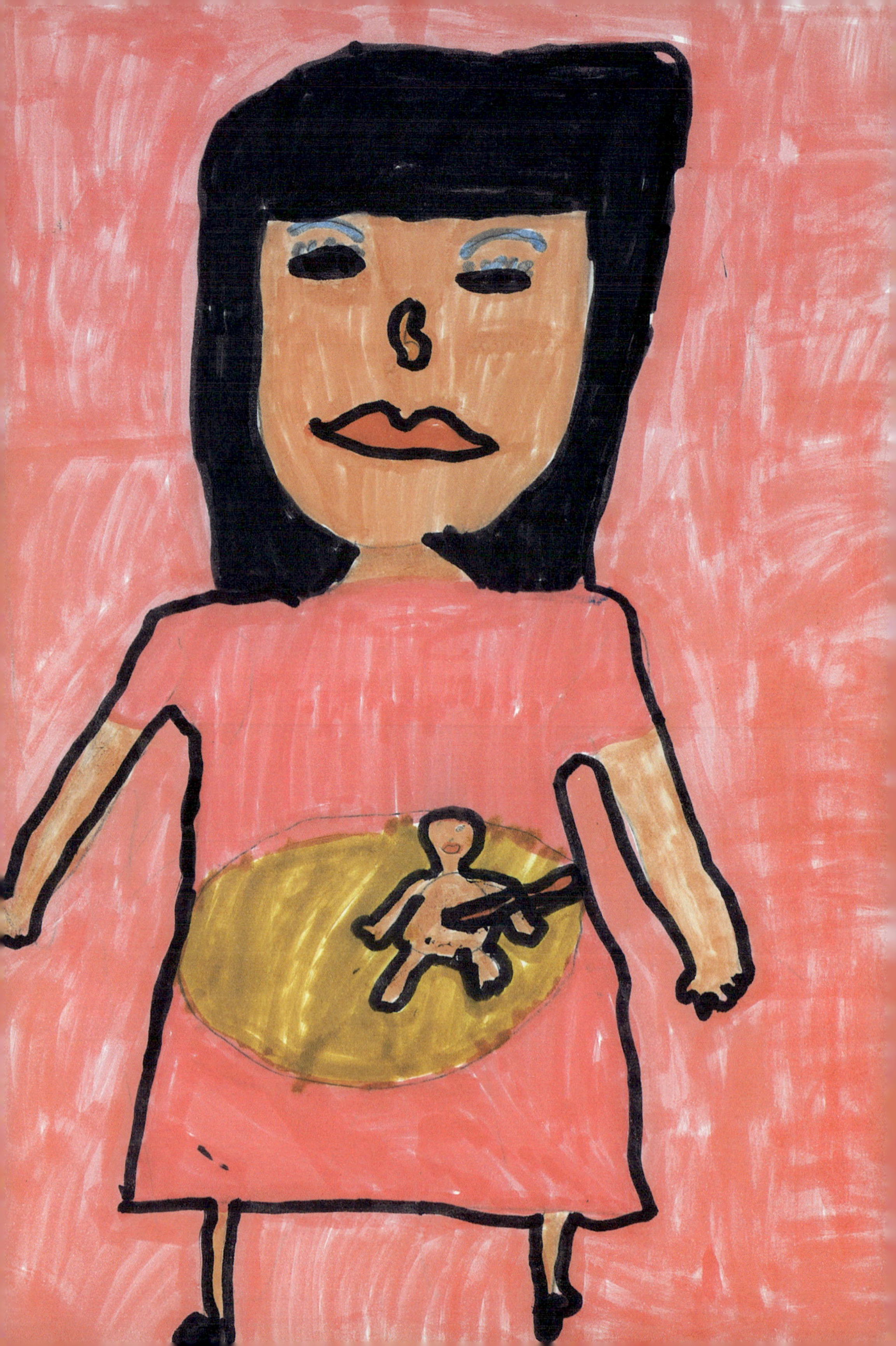

A infra-estrutura física na humanização do parto

Regina Maria Gonçalves Barcellos

Os edifícios que abrigam a prestação de serviços de saúde se caracterizam pela intensa relação mantida entre suas funções e seus ambientes, definindo, assim, a infra-estrutura física necessária e adequada ao desenvolvimento de suas atividades.

Portanto, no processo de organização ou reorganização dos serviços de saúde, a infra-estrutura física, em conjunto com os recursos humanos, técnicos e financeiros, é parte integrante do serviço oferecido, contribuindo para a qualidade da assistência prestada.

Sendo assim, o modelo tradicionalmente adotado na assistência à gestação, ao parto e ao nascimento – que considera implícito no processo o risco e, portanto, a patologia – requer espaços rígidos e com características próprias e especiais, conforme determinado na legislação atual, para atender aos requisitos técnicos exigidos em tais situações.

Atualmente, esse modelo tem sido questionado, tanto pelos métodos utilizados – pois levantamentos científicos demonstram que de 80% a 90% dos partos realizados não apresentam complicações e, portanto, não demandam assistência especializada com serviços de alta complexidade

–, quanto pela maneira despersonalizada e solitária como a parturiente é atendida. Assim, a gestação, o parto e o nascimento voltam a ser vistos como fenômenos naturais e fisiológicos: deve-se buscar contribuir para a evolução natural da situação, bem como corrigir os desvios da normalidade, respeitando a individualidade da parturiente e oferecendo o suporte emocional essencial nessa ocasião de tantas ansiedades. Faz-se necessário, portanto, refletir sobre a questão da incorporação aos diferentes serviços – atuais e futuros, sejam casas de parto, maternidades ou hospitais gerais – da filosofia do atendimento humanizado, a partir da qual a organização espacial deve prever ambientes acolhedores e hospitaleiros, com o maior conforto possível, sem prescindir da tecnologia necessária para que a assistência se processe com toda a segurança.

O primeiro ponto a ser definido é a inserção do serviço na rede de saúde local, formando um sistema de referência e contra-referência capaz de atender a todos os níveis de complexidade exigidos, com procedimentos e condutas eficazes. Os subsídios necessários para a tomada de decisão sobre as diversas tipologias que podem compor a rede, assim como de suas localizações, devem ser obtidos pelo levantamento de informações sobre as demandas quantitativa e qualitativa dos serviços a serem prestados, sobre as áreas do território a serem abrangidas por eles e sobre o grau de acessibilidade física dos estabelecimentos inseridos no sistema, verificando-se as alternativas de percursos possíveis de serem realizados pelos usuários, em termos da distância a ser percorrida, das condições de conservação das vias de acesso e do tempo de deslocamento despendido. Com o conjunto dessas informações, é possível desenhar a rede, determinar o sistema de referência e contra-referência e fixar o nível de complexidade de cada uma das unidades.

Assim, serviços de assistência a partos e nascimentos sem complexidade podem funcionar em estabelecimentos isolados fisicamente de uma unidade hospitalar, com suporte operacional básico para realização de partos normais e atendimento aos recém-nascidos. A infra-estrutura física local deve ser quantificada de acordo com a expectativa de atendimentos, e possuir, no mínimo, um ambiente para consultas; outro – que pode ser único – para a realização do pré-parto, do parto e da recuperação pós-parto, incluindo-se neste uma área para atendimento ao recém-nascido; e os demais ambientes necessários para a execução das atividades de apoio administrativo e logístico.

Serviços de assistência a gestações, partos e nascimentos de baixa e média complexidade devem localizar-se em estabelecimentos que, além dos ambientes citados, possuam o suporte técnico, físico e profissional necessário para a realização de procedimentos cirúrgicos de baixa e média complexidade.

Já os serviços de assistência a gestações, partos e nascimentos de alta complexidade ou risco só devem existir quando integrados a unidades hospitalares de maior complexidade, que possuam todo o apoio diagnóstico e terapêutico definido para esses casos e o suporte técnico e logístico que permita o atendimento integral e resolutivo das ocorrências.

Projetando desse modo a rede assistencial, com a definição das atribuições de referência e contra-referência de cada um dos estabelecimentos participantes, passamos à etapa de prever e discutir pontos a serem observados em cada um dos estabelecimentos e nos ambientes que os compõem.

Na oficina de trabalho organizada pela Agência de Cooperação Internacional do Japão (Jica) e pela Secretaria de Estado da Saúde do Ceará (Sesa/CE), realizada em Fortaleza (CE), em setembro de 1997, sobre a *Elaboração do modelo da estrutura física de salas de parto e de pré-parto à luz da humanização*, foram discutidos esses pontos e apresentadas algumas soluções para a implantação de uma proposta baseada no modelo de assistência ao parto e ao nascimento à luz da humanização. Por consenso, o grupo listou as seguintes orientações como sendo as questões mais importantes e que devem ser consideradas como pré-requisitos quando do planejamento, da programação e da realização do projeto de estabelecimentos prestadores de serviços nessa área:

- Garantir a presença do acompanhante durante o período de trabalho de parto e parto, assegurando o suporte emocional à parturiente.
- Garantir o acesso exclusivo ao estabelecimento para as parturientes, diferenciado dos acessos de pacientes portadores de patologias, evitando, assim, o cruzamento desnecessário entre usuários sadios e não-sadios
- Assegurar uma área de convívio para a parturiente e seu acompanhante, próxima ao pré-parto, possibilitando relaxamento, entretenimento, informação, etc. De preferência, esse ambiente deve disponibilizar espaços que permitam a realização de exercícios físicos para alívio da dor e estar ligado a uma área externa exclusiva, com jardins, bancos e caminhos que facilitem a movimentação da parturiente, proporcionando, desse modo, uma sensação de não-confinamento e de integração com o meio ambiente.
- Assegurar a privacidade no período de trabalho de parto e parto, para a parturiente e seu acompanhante, respeitando o direito da individualidade. Caso não seja possível a privacidade sonora, ao menos garantir a privacidade visual, por meio de cortinas, divisórias leves ou similares.
- Garantir a existência de um posto de enfermagem exclusivo para o atendimento do setor de pré-parto e de parto, no caso de unidades integradas a hospitais, assegurando o suporte profissional imediato e capacitado.
- Proporcionar condições de higienização para a parturiente, com sanitário compartilhado para até seis parturientes, mas com garantia de privacidade. É importante assegurar o banho como uma das

alternativas não farmacológicas de alívio da dor de parto, possibilitando-se até mesmo a imersão em banheira.

- Garantir as condições mínimas de lavagem de mãos e colocação de luvas e vestimentas adequadas, não necessariamente esterilizadas, tendo em vista que a assistência ao parto não patológico não exige os rigores de um vestiário de barreira, embora se deva assegurar a realização dos procedimentos com a higiene necessária.
- Assegurar condições de ventilação e de iluminação naturais, uma vez que a assistência ao parto não patológico não requer exigências de filtragem e condicionamento do ar. A utilização de climatização nos ambientes, assim como de janelas teladas, fica a critério das necessidades de conforto ambiental e disponibilidade locais.
- Garantir condições adequadas de atendimento ao recém-nascido logo após o parto, assegurando a realização de condutas como contato direto com a mãe, verificação dos sinais vitais, manutenção da temperatura e outras.
- Garantir o suporte operacional para o desenvolvimento das atividades rotineiras de manutenção e de zeladoria do setor (sala de utilidades, depósito de material de limpeza, guarda de equipamentos, rouparia e suprimento).
- Garantir condições suficientes de segurança e conforto no momento do parto, tanto para a parturiente e seu filho como para a atuação dos profissionais de saúde.

Uma técnica já utilizada em alguns países é o que identificamos como PPP, quando em um mesmo ambiente podem ser realizadas as atividades de pré-parto, parto e pós-parto, evitando, com essa solução, a transferência da parturiente para ambientes diferentes em cada uma dessas etapas. Em termos de espaço físico, isso se traduz em área mínima de 14 metros quadrados com dimensão mínima de 3 metros de um dos lados, permitindo a movimentação dos profissionais e do acompanhante. Em termos de equipamentos, requer minimamente a disponibilidade de sonar, equipamento de ultra-sonografia (possivelmente móvel) e cardiotocógrafo. No que diz respeito às instalações prediais, a disponibilidade de pontos de oxigênio, vácuo e ar comprimido.

Outras questões devem ser consideradas no apoio psicológico e emocional à parturiente, como a preocupação de criar uma ambientação aconchegante e ao mesmo tempo confortável e segura, com soluções o mais próximas possíveis do ambiente doméstico. A utilização de cores nas paredes, pisos e tetos; a colocação de quadros e de algumas peças de adorno, ou a adequação do mobiliário esteticamente semelhante ao residencial, mas compatível com as necessidades da situação, são algumas soluções que podem permitir a descontração ou o relaxamento da parturiente, por reconhecer nesse espaço estranho um quê de um ambiente familiar. Outro ponto importante é criar ambientes que permitam a adoção de posições diferenciadas de parturição, possibilitando que a gestante escolha, a partir de uma conversa com os profissionais de saúde, qual posição lhe é mais indicada ou adequada.

Consideramos que as questões levantadas conduzem a reflexões mais profundas que envolvem mudanças nos demais componentes do processo, mas acreditamos estar evoluindo para uma situação em que a oferta de serviços seja mais confortável, segura e gratificante, tanto para as famílias como para os prestadores dos serviços.

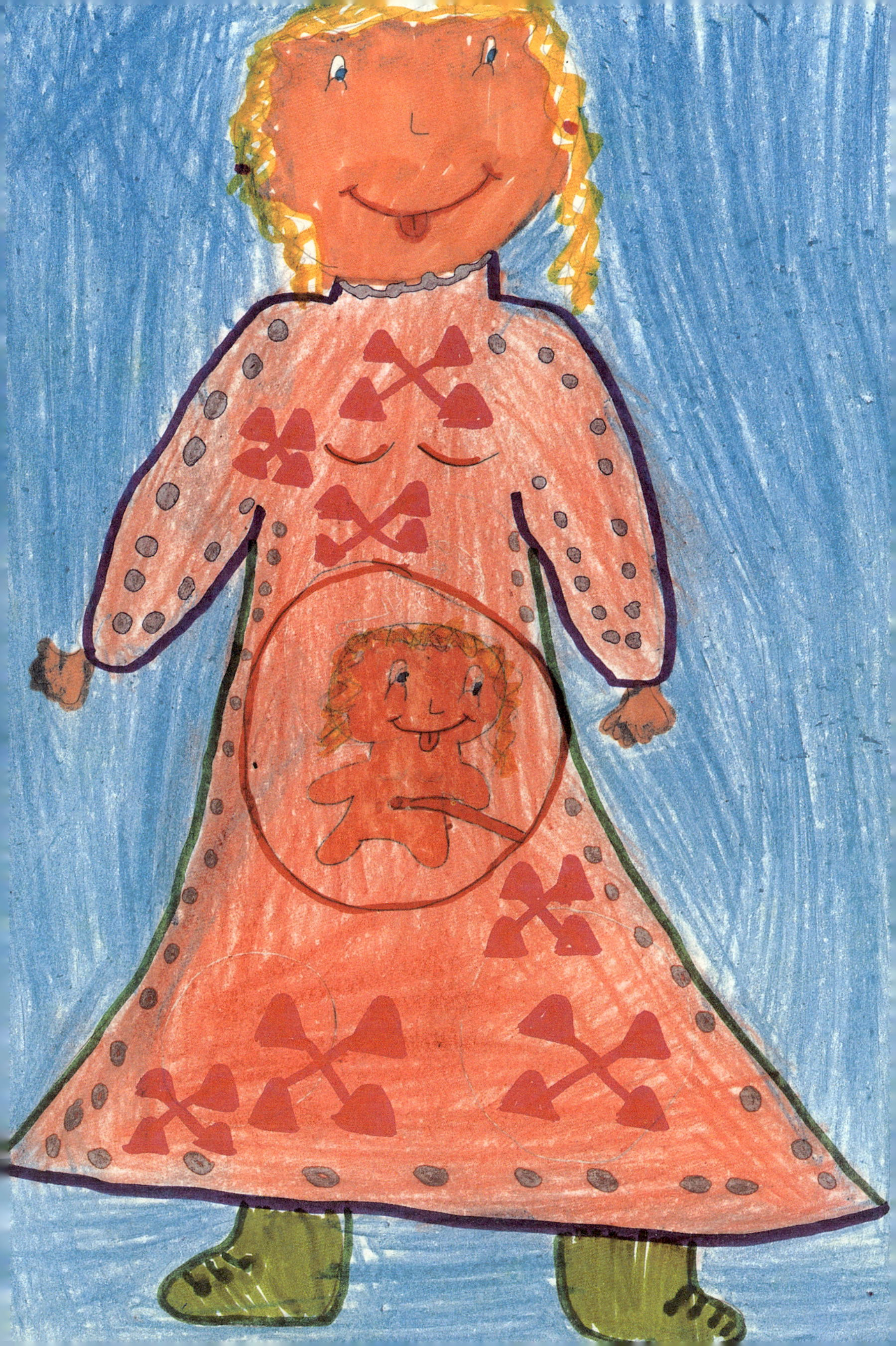

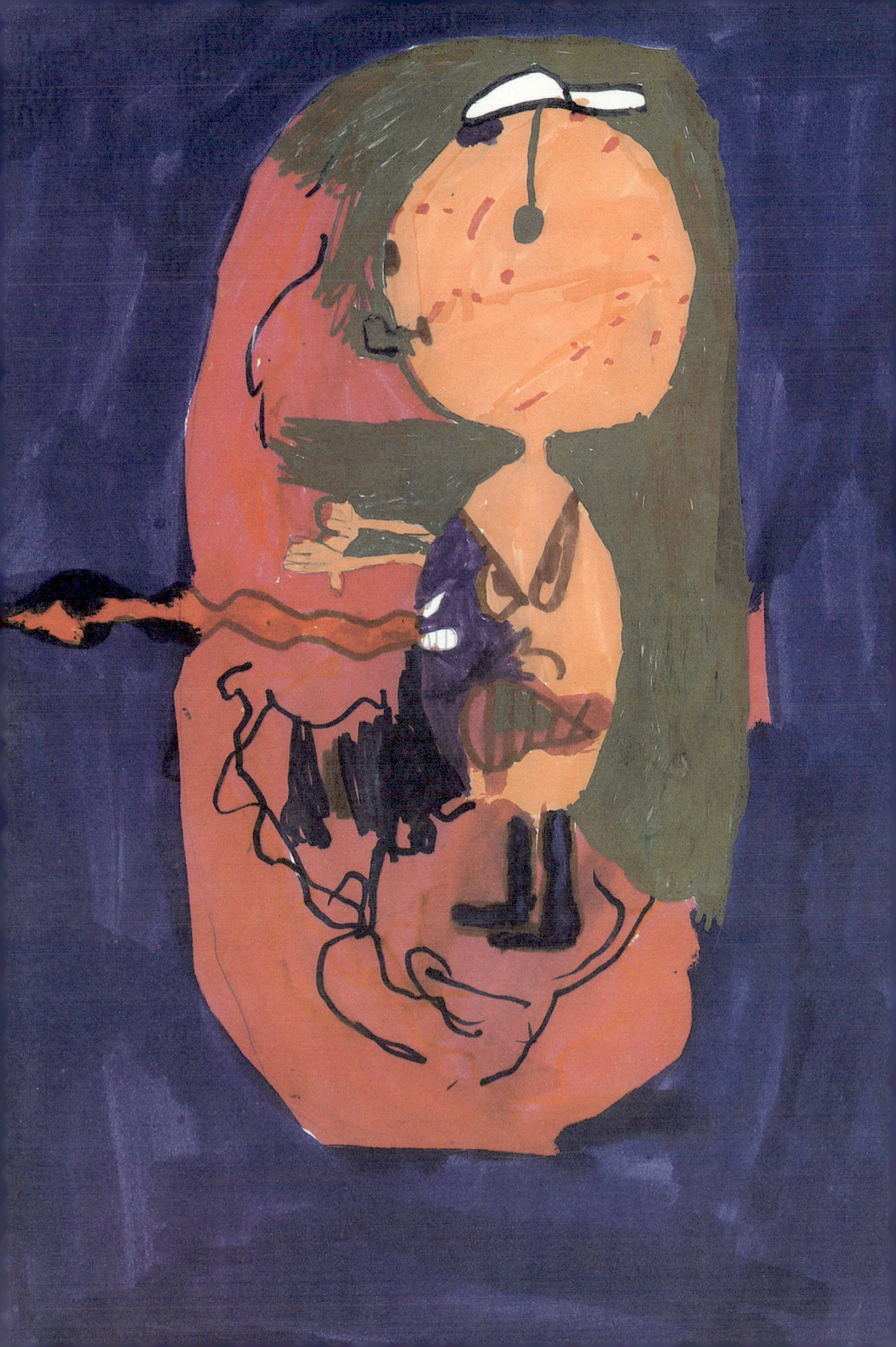

Nasce uma nova maternidade: Ele conta... Ela conta...

Marcos Roberto Ymayo e irmã Monique Bourget

Parte 1: O Encontro

Ele conta...

Era uma manhã de sábado, em 1997. Pela primeira vez visitei o bairro do Itaim Paulista, na zona leste da cidade de São Paulo, a convite da irmã Monique, futura diretora do Hospital Geral do Itaim Paulista. O hospital não funcionava e a Organização Santa Marcelina assumiria a administração como uma Organização Social de Saúde, em parceria com o governo do estado de São Paulo.

Irmã Monique é médica, estudou na Faculdade de Medicina da Universidade MacGill, no Canadá, e especializou-se em medicina de família. No Brasil, iniciou suas atividades no Hospital Santa Marcelina de Itaquera, em São Paulo, onde freqüentava o Centro Obstétrico nos plantões noturnos das sextas-feiras, nos quais eu era um dos médicos plantonistas.

Nos plantões, irmã Monique não entendia o porquê da realização de intervenções como a episiotomia em todas as mulheres, mas nunca discutiu o assunto nem teve atitudes radicais contra as condutas que assistia e com as quais não estava de acordo. Ela dava muita atenção às mulheres no pré-parto, conversava com as parturientes, ficava ao lado, abraçava, segurava as mãos na hora das contrações e oferecia apoio emocional. Devo ser franco: eu achava exagero da parte dela a maneira como tratava as pacientes e relacionava tal atitude com o fato de ser uma religiosa.

Ela conta...

Estive três vezes no Brasil durante minha formação médica e posso afirmar que, a cada visita, meu contato com a obstetrícia me deixava em estado de choque cultural. No Canadá, no início dos anos 1990, os hospitais já estavam quase todos reformados com quartos PPP.[1] Eu havia feito estágio numa maternidade com 48 quartos PPP, em que o momento do parto e do nascimento era uma ocasião de festa, com a participação da família. Nada de ambiente cirúrgico, paramentação ou excesso de intervenções.

Ao me deparar com a realidade brasileira, com corredores de pré-parto nos quais havia fila de mulheres com dores, na posição horizontal, sem acompanhante, e onde atuavam equipes sem nenhum interesse específico para com a mulher que estava gemendo... eu ficava sem palavras! Eram muitas mulheres e nenhum conhecido para atendê-las. Quando uma se queixava mais que outra, alguns funcionários não seguravam comentários pejorativos: "Você gostou nove meses atrás, então agora você tem de agüentar!" ou "Você não vai conseguir mais atenção porque está gritando, você é uma tigrona!".

No momento do parto, a mulher era levada para um ambiente cirúrgico com luz forte. Todos se preocupavam com a parturiente, mas a preocupação era estritamente técnica, da cintura para baixo. Muita assepsia era realizada, campos cirúrgicos eram colocados, ela ficava em posição horizontal e não existia uma palavra de conforto, não se compartilhava o

---

[1] Quartos PPP são os já citados quartos que, em um único ambiente, abrigam o pré-parto, o parto e o pós-parto.

momento extraordinário que estava para acontecer, esse momento tão esperado por nove meses. Não! A única preocupação era a técnica: fazer o bebê nascer o mais rápido possível, porque quando está no canal do parto, ele deve nascer logo! Não levavam em conta que a natureza é bem pensada e que a transição do ser humano duma dependência total a uma independência parcial é uma passagem, e que alguns demoram mais que outros....

Ele conta...

Após alguns plantões, já não estranhava mais o fato de encontrá-la no pré-parto, ao lado de uma mulher em franco trabalho de parto, ou acompanhando-a na sala de parto. Irmã Monique segurava-lhe a mão e fornecia muito conforto emocional, incentivando e torcendo para que o bebê nascesse bem, tornando o momento extremamente prazeroso e especial. Posso afirmar, com toda a certeza, que aquelas mulheres não estavam e não se sentiam abandonadas. Muitas vezes era a própria irmã Monique que assistia os partos.

Eu acreditava que a melhor assistência obstetra era intervencionista e o melhor parteiro era o que dominava a habilidade de realizar grandes intervenções. Eu me orgulhava em ressaltar as necessidades da adoção da tricotomia[2] e do enteroclisma,[3] e minha idéia de serviço obstétrico bem gerenciado era um pré-parto vazio, sem gritos, em que o trabalho de parto era conduzido com auxílio de ocitócicos e com as episiotomias indicadas de maneira rotineira para todos os partos. Habilidade em aplicar fórceps de rotação, habilidade para auxiliar um parto pélvico e realizar um parto cesáreo em 30 minutos eram minhas referências de qualidade na assistência obstetra.

---

2 Tricotomia é a raspagem dos pêlos de uma determinada região do corpo antes de um ato cirúrgico.

3 Enteroclisma, ou enema, é a lavagem instestinal realizada antes do parto.

Ela conta...

Preocupados com o períneo, todos os profissionais acabavam por executar uma episiotomia. Era para proteger o períneo! Para toda primigesta, uma episiotomia; e uma vez episiotomia, sempre episiotomia! Outro problema era o fato de que muitas vezes a episiotomia era realizada bem no início da descida, quando o bebê ainda estava alto e, obviamente, aí começava o sangramento. Muitas vezes, o preceptor aparecia naquela hora e pedia para ampliar a episiotomia, como se isso acelerasse a descida! Quantas pacientes se tornaram anêmicas por iatrogenia...[4]

Ele conta...

Ao contrário do que acreditava, irmã Monique me contava que no Canadá não realizavam episiotomia de rotina. Eu considerava tal atitude um grande absurdo, e por esse motivo procurava seguir a irmã nas salas de parto, para evitar que ela cometesse algum erro dramático. Imaginava que uma médica de família canadense não tinha muita noção ou habilidade para conduzir um parto. Lembro-me de situações nas quais a aconselhava na sala de parto e, sem hesitar, orientava-a para que realizasse episiotomias extensas.

Ela conta...

Quando pensava no nascimento da criança... ninguém ia falar para a mãe que ela estava bem, se era menino ou menina... Nenhum carinho era demonstrado, a criança era levada em meio a panos cirúrgicos para fora da sala onde, também para ela, o tratamento era totalmente invasivo. Sondas por todos os orifícios, injeção de vitamina, credê...[5] Sem carícia, sem amor... Depois de longos 10 ou 15 minutos, a criança vinha a ser apresen-

---

[4] Iatrogenia é qualquer alteração patológica provocada por uma intervenção médica ou por um tipo qualquer de tratamento.

[5] Credê é a aplicação de colírio de nitrato de prata nos olhos do bebê para prevenir oftalmia gonocócica.

tada rapidamente para sua mãe, antes de ser levada ao berçário... Isso quando o profissional tinha boa vontade; senão, o bebê era levado diretamente para o berçário e a mãe só iria vê-lo depois de várias horas, ou até 24 horas depois!

Ele conta...

Foram várias as conversas e trocas de opiniões. Aos poucos, fui aceitando e me convencendo de que precisava conhecer melhor as condutas da irmã Monique. Não posso dizer que era resistente às informações, mas alguns dias foram necessários para que eu aceitasse algumas mudanças. Ao mesmo tempo em que orientava a irmã no que eu achava certo, ela me orientava no que ela acreditava ser correto. Muitos foram os partos que realizei sem episiotomia, com a irmã observando e me orientando. Aos poucos, fomos conhecendo as condutas e práticas um do outro.

■ Um parto memorável

Ela conta...

Eu tive muita sorte. Sabia que, como médica de família num ambiente superespecializado, onde há dez anos praticamente não se falava de medicina de família, pelo menos em São Paulo, a minha voz seria abafada. Deus colocou no meu caminho um grande obstetra, que se tornaria também um grande amigo, aberto a mudanças e humilde para reconhecer que a ciência continua evoluindo e que não podemos ficar parados na nossa experiência apenas: Marcos Roberto Ymayo, que eu já tinha conhecido numa viagem que ele fizera ao Canadá. Convidou-me para dar plantão com ele, às sextas-feiras à noite, naquele ano em que eu estava fazendo a revalidação de meu diploma.

Ele conta...

Houve um parto que ambos acompanhamos, no Centro Obstétrico do Santa Marcelina. A paciente era uma adolescente de 15 anos, chamava-se

Michelle. Naquela noite e no início da madrugada, eu e a irmã nos revezávamos para ficar ao lado de Michelle. Estávamos oferecendo calor humano, razão e apoio emocional. Tínhamos a certeza de que ela não estava sozinha, não estava abandonada. Enfim, o trabalho de parto evoluiu muito bem e ambos fomos à sala de parto. Eu me preparei para a assistência ao parto e a irmã ficou ao lado dela. Esperamos que se iniciasse a força de puxo.

Combinamos que não faríamos episiotomia; também não utilizamos soro com ocitócico para acelerar o parto e permitimos que a grávida se alimentasse. Durante todo o trabalho de parto e no parto, tratamos Michelle pelo nome e não usamos apelidos ou jargões. Para mim, esse nascimento foi indescritível. A alegria de Michelle gerava lágrimas de emoção em seu rosto. Foi um parto inesquecível. Quando o bebê nasceu, avisamos Michelle e deixamos que ela tocasse a criança. Pela primeira vez senti que aquele momento era especial para aquela mulher-adolescente. Aos prantos, mas mantendo um sorriso no rosto, agradeceu à avó, que cuidara dela e havia falecido há poucos meses. Michelle ofereceu a filha à avó.

Depois do parto, e após o ter documentado no prontuário, comecei a pensar sobre o que tinha acontecido. Michelle, uma menina de 15 anos, havia sido internada no Centro Obstétrico de um hospital com outras onze pacientes. Sozinha, ao mesmo tempo em que escutava os gritos das onze mulheres, ouvia conversas paralelas, que vinham do corredor do Centro Obstétrico. Eram conversas de funcionários, aleatórias, pessoais, que não diziam respeito aos nascimentos que ali estavam acontecendo. Essas conversas demonstravam apenas uma situação: o descaso dos funcionários com as mulheres que ali se encontravam.

O fato de darmos atenção, tratarmos pelo nome, estarmos ao lado e respeitarmos aquela menina fez muita diferença. A diferença não foi exclusivamente para Michelle, mas para sua filha e também para nós. Com certeza, esse parto não foi uma experiência traumática e desagradável para aquela jovem mulher.

No geral, a permanência das mulheres em trabalho de parto, no pré-parto, era marcada por uma indiferença muito grande. Não havia acompanhantes e poucos se importavam com o apoio emocional e a abordagem humana das pacientes. Lembro-me dos olhares que eram lançados para a irmã Monique sempre que estava de mãos dadas com alguma paciente. Muitos comentavam que nós estávamos brincando de Primeiro Mundo no pré-parto do Santa Marcelina. Havia muito preconceito por parte dos profissionais. Eu já começava a achar que qualquer mudança seria um processo marcante e que poderia construir a minha realização profissional.

Ela conta...

Bom, foi aí que começou todo um trabalho de conscientização e de mudança de cultura. Resgatar a magia do momento do parto e do nascimento, da importância da família nessa hora, respeitar a fisiologia da mulher, utilizar a natureza e respeitá-la nos seus tempos, educar as mulheres sobre o seu corpo, dar-lhes de novo a possibilidade de decidir e participar ativamente de seu parto... Enfim, uma grande luta.

No silêncio, com paciência, ia dando atendimento a uma ou a outra mulher da maneira que tinham me ensinado: respeitando-a, conversando com ela, criando vínculos em poucas horas. Sempre explicando cada toque, cada ausculta, falando sobre os próximos passos, para que no momento do parto eu pudesse ajudá-la a controlar melhor a dor e, na passagem da criança pelo canal, reduzir os danos ao períneo. Ficar ao lado (obstetrícia), segurando a mão, passando a mão na cabeça com carinho, esse era o grande segredo para que aquela mulher se sentisse confortada e não gritasse como as vizinhas.

O estresse dos primeiros partos num ambiente diferente, querendo realizar uma técnica diferente, foi muito grande, pois, além da pressão dos residentes (e seus preceptores), existia a pressão por parte dos neonatologistas, que achavam um absurdo a demora nos partos que eu assistia, especialmente nos partos sem episiotomia, quando eram necessárias várias contrações, mesmo quando a criança já estava coroando. Mas passados os primeiros partos, foi-se adquirindo maior segurança, e Marcos pouco a pouco estava se "convertendo" e se abrindo a essa nova forma de atender as mulheres.

Ele conta...

Tudo o que relatei até aqui aconteceu em 1996; havia terminado o terceiro ano de residência médica em obstetrícia e ginecologia no Hospital Santa Marcelina. Fui contratado como médico plantonista da sexta-feira pelo mesmo hospital e estava iniciando o mestrado na disciplina de Tocoginecologia, na Escola Paulista de Medicina. Em 1997, viajei para o Canadá, onde, na cidade de Quebec, ao visitar os departamentos de Ginecologia e de Medicina de Família da Universidade Laval, pude comprovar e presenciar o que irmã Monique afirmava. Realmente, a postura dos professores, dos médicos e das enfermeiras canadenses era muito diferente daquela a que estava acostumado; todas as condutas tinham base científica e todos conheciam os números e as estatísticas dos hospitais! O ano de 1997 foi de muito aprendizado, praticando as condutas e tentando conquistar mais profissionais no plantão noturno da sexta-feira para que aceitassem a medicina baseada em evidências.

Parte 2: O Hospital Geral do Itaim Paulista

Ele conta...

Irmã Monique me convidou para coordenar o Serviço de Saúde da Mulher do Hospital Geral do Itaim Paulista. Voltando à manhã de sábado do início deste capítulo, lembro-me de que visitei o hospital ainda vazio, com poucos equipamentos e algumas áreas em finalização.

Começamos a visita pelo quarto andar, local do berçário e alojamento conjunto da maternidade, com enfermarias de dois e quatro leitos. O Centro Obstétrico estava planejado para ocupar parte do primeiro andar, ao lado do Centro Cirúrgico, com três salas de parto cirúrgicas e três de pré-parto, três leitos em cada uma delas. Nas salas de pré-parto, havia duas janelas protegidas com grades. A primeira impressão de quem entrava no Centro Obstétrico original desse hospital era de estar em uma área de reclusão típica de uma penitenciária.

Assim que terminamos a visita, assustamo-nos ao imaginar que uma maternidade pudesse ter o aspecto de uma prisão. Sugerimos então algumas mudanças. Não precisávamos desse pré-parto, era muito longe do alojamento conjunto e do berçário. Se retirássemos uma cama das enfermarias de dois leitos, teríamos quartos e banheiros privativos, para apenas uma parturiente, além de permitir com isso a presença de acompanhantes por 24 horas. Pela planta física do andar, poderíamos ter dezoito quartos de partos privativos, e o trabalho de parto, o parto e o puerpério poderiam acontecer no mesmo ambiente. O bebê ficaria ao lado da mãe desde o nascimento. Liberamos a área destinada ao pré-parto e transformamos as salas de parto do primeiro andar em salas cirúrgicas, deixando o Centro Cirúrgico com seis salas. Transferimos o pronto-socorro da maternidade para o quarto andar, ao lado dos quartos de partos, sem tumultuar o fluxo de pacientes pelo hospital.

Com o apoio da irmã Monique, desenhamos a organização do serviço de saúde da mulher sustentado por quatro alicerces: o conhecimento científico, o gerenciamento de recursos, o cliente interno (a mulher e o bebê) e o cliente externo. Nossos protocolos tiveram como base as recomendações da OMS, dados da Biblioteca Cochrane, do Colegiado Americano de Obstetrícia e Ginecologia (Acog), da Academia Americana de Médicos de Família (AAFP), da Sociedade de Obstetrícia e Ginecologia do Canadá (SOGC), do Ministério da Saúde do Brasil, da Federação Brasileira das Sociedades de Ginecologia e Obstetrícia (Febrasgo) e do material didático do curso de Suporte Avançado de Vida em Obstetrícia (Also).

Colocar em prática o conhecimento científico é tarefa árdua. Não basta conhecer a informação, é necessário executar e acreditar nos resultados. A grande ferramenta para convencer os profissionais é a divulgação da prática da medicina baseada em evidências científicas e o conhecimento das recomendações por categorias de evidência científica, as quais transcrevo a seguir:

Nível I:	mínimo de um estudo randomizado controlado.
Nível II-1:	estudos com boa metodologia não randomizados.
Nível II-2:	estudos de caso-controle e estudos de coorte.[6]
Nível II-3:	estudos não controlados, casos, estudos descritivos.
Nível III:	opiniões, experiências, relatos de casos, estudos descritivos.

Fonte: Cochrane Lib, Canadian Task Force, USA Task Force.

Recomendações de procedimentos

Categoria A:	evidências fortes a favor da recomendação.
Categoria B:	evidências fracas a favor da recomendação.
Categoria C:	evidências insuficientes.
Categoria D:	evidências fracas contra a recomendação.
Categoria E:	evidências fortes contra a recomendação.

Fonte: Acog, 2000.

Os protocolos de conduta adotados no Hospital Geral do Itaim Paulista foram estabelecidos com base nas recomendações da OMS, nível I e categoria A, ou seja, mínimo de um estudo randomizado controlado e fortes evidências a favor da recomendação (Also Syllabus, Cochrane Lib, Canadian Task Force, USA Task Force).

---

6 Coorte é um formato de estudo epidemiológico observacional, em que se acompanham expostos e não-expostos a determinados fatores e, após um período predeterminado, são medidos os resultados.

Apesar dos protocolos cuidadosamente elaborados, com condutas justificadas e referenciadas, colocar em prática o conhecimento científico depende da postura do profissional e de muita motivação e informação continuada. Acima de tudo, o profissional tem de ter a vontade de mudar e aceitar as novas recomendações. A informação ao profissional não se limita exclusivamente aos dados de literatura; deve-se manter o profissional atualizado sobre os resultados do seu próprio trabalho, ou seja, divulgar as estatísticas do serviço, tais como taxas de cesáreas e episiotomias; comparar os resultados individuais com o resultado do grupo; e complementar com informações de pesquisas de satisfação, divulgação de metas e resultados.

Ela conta...

A experiência na implantação do serviço de maternidade do Hospital Geral do Itaim Paulista foi fundamental para sedimentar aquilo que tínhamos experimentado. Era possível, com poucas mudanças físicas no prédio, instituir novas práticas que respeitavam as diretrizes da OMS. O essencial era a mudança de mentalidade dos profissionais. Lembro-me de que a sensibilização foi intensa, e, modificando o ambiente, introduzindo os familiares e com um *feedback* constante, a equipe pouco a pouco aderiu à nova filosofia. Era bonito ouvir os testemunhos dos médicos e a "conversão" deles. Todos relatavam que de início não acreditavam na não-realização da tricotomia e do enteroclisma, e que o primeiro parto sem episiotomia deixou-os perplexos, mas que, agora, até achavam muito melhor para a mulher e para eles próprios. O parto ficava mais limpo e rápido. Para grande surpresa da maioria, a presença do pai não atrapalhava os procedimentos, muito pelo contrário, ajudava a confortar a mãe.

Ele conta...

O Hospital Geral do Itaim Paulista encontra-se em área das mais carentes de São Paulo; pode-se dizer que é uma das áreas de maior exclusão social da cidade. Trabalha com orçamento fixo, sendo a otimização de recursos financeiros de fundamental importância e básica para a sobrevivência da instituição. Ao conhecer melhor a população local, entendemos que seria necessário refazer alguns cálculos. O número de quartos para parto e para pós-parto seria insuficiente, mas não havia recursos para ampliá-lo. Desenhamos no projeto apenas cinco quartos de parto privativos. Após o parto, a mulher seria transferida para o alojamento conjunto, com seu bebê e acompanhante.

Ainda assim, algumas posturas e determinados protocolos clássicos precisavam ser mudados. Não tínhamos como manter a permanência após o parto em 48 horas, para partos normais de baixo risco, e 72 horas, para partos cirúrgicos. Poderíamos atender a uma demanda de 450 partos por mês se a permanência para os partos normais fosse de 24 horas e para os cirúrgicos, de 48 horas. Consultamos a Associação de Pais e Amigos dos Excepcionais (Apae), que enviou um documento que permitia a liberação dos bebês com menos de 48 horas, desde que garantida a qualidade da primeira mamada.

Os quartos de parto não necessitaram de reformas. Apenas retiramos uma cama das enfermarias de dois leitos. Os armários de cabeceira foram transformados em carrinhos de atendimento ao bebê, e o material de parto foi guardado nos armários do próprio quarto de parto. Na época, não havia camas de parto nacionais que possibilitassem o parto no quarto. Conhecíamos apenas o modelo americano da Hill-room, cujo preço era bem superior ao que podia cobrir nosso orçamento. Solicitamos à manutenção que retirasse o espelho de madeira que ficava ao pé da cama. Instalamos suporte para coxas nas laterais da cama, para os partos que ocorressem em posição ginecológica, e readaptamos o espelho de madeira para metade da altura original.

Talvez, naquele momento, nosso erro tenha sido o de não envolver os colegas médicos e enfermeiros nessas decisões de mudanças. Mas a equipe ainda estava sendo selecionada e não sabíamos quais seriam nossos colegas. O fato de envolvê-los nas decisões poderia facilitar a quebra de paradigmas e acelerar as mudanças de postura por parte desses profissionais.

■ Cliente externo

Nosso primeiro contato com a comunidade local foi bem interessante. Recebemos em mãos um documento contendo os anseios e os desejos das mulheres do Itaim Paulista com relação ao trabalho de parto e o parto. Nesse documento, as mulheres daquela comunidade reproduziam as recomendações da OMS para a assistência ao parto. Fiquei tranqüilo, pois isso significava que nossas usuárias já conheciam parte do trabalho que estávamos propondo.

Após alguns meses oferecendo às mulheres a possibilidade de internação em quartos de partos individuais e privativos, ocorreram as primeiras insatisfações por parte dos usuários. Chamou-me a atenção a reclamação de que médicos e enfermeiros do hospital não cuidavam das mulheres internadas, abandonavam as pacientes e seus familiares nos quartos (já que estes eram privativos, não havia grandes salas de pré-parto, onde o contato visual pode ser facilitado) e deixavam as mulheres parir no banheiro (reclamação gerada pela orientação de banhos quentes prolongados). Outros se queixavam do fato de não haver medicação, ninguém limpava a paciente antes do parto (tricotomia e enteroclisma) e não se tinha o cuidado de ligar o soro (ocitócico, que acreditavam acelerar o parto e trazer benefícios).

As gestantes internadas em trabalho de parto, em nosso hospital, tinham uma expectativa diferente daquilo que estávamos oferecendo. Na realidade, o mercado local – ou, devo dizer, parte da demanda da nossa comunidade – não correspondia ao produto que ofertávamos. As parturientes esperavam encontrar um grande salão de pré-parto, com outras mulheres internadas no mesmo ambiente, depilação e enteroclisma, soro com ocitócico para ajudar no trabalho de parto. As pacientes não entendiam o fato de permanecerem no quarto de porta fechada. Como podia existir uma maternidade onde médicos e enfermeiros só passavam de meia em meia hora? Afinal de contas, nos outros hospitais, elas sempre viam os médicos trabalhando, já que ficavam no pré-parto e acompanhavam o vaivém dos funcionários. Oferecíamos à população um produto desconhecido e, muitas vezes, criticado pelos profissionais dos postos de saúde e dos outros hospitais, o que tornava a resistência ainda maior.

Escutei de colegas médicos que nós – irmã Monique e eu – éramos dois sonhadores. O fato de tentar melhorar a assistência obstetra, oferecendo qualidade e segurança, gerou muita polêmica. Mas aos poucos nosso trabalho tornou-se reconhecido, e o termo humanização tomou conta do serviço – estávamos fazendo a humanização da assistência obstetra. Ouvimos falar de maternidades no Rio de Janeiro, Belo Horizonte, Florianópolis e no estado de Goiás que também realizavam o trabalho de humanização.

Pesquisadores do Instituto de Saúde do Estado de São Paulo, da Escola de Enfermagem da USP, da Associação Brasileira de Obstetrizes e Enfermeiras Obstetras (Abenfo), da Faculdade de Saúde Pública e muitos outros reconheceram nosso trabalho ainda no ano de 1999, quando recebemos do Ministério da Saúde o Certificado Galba de Araújo, como modelo de maternidade que oferece atendimento humanizado no estado de São Paulo. Foi uma grande surpresa para todos nós. Afinal, não havíamos começado o Hospital Geral do Itaim Paulista com a finalidade de divulgar e competir, mas apenas de oferecer atendimento obstétrico de qualidade, seguro, com base nas melhores e mais atuais evidências científicas.

Posso falar que começamos o processo de humanização mudando a mentalidade de profissionais, investindo na formação deles e buscando a satisfação e o encantamento dos usuários, resgatando os valores do nascimento e do parto. Resgatar valores no parto significa valorizar o momento do nascimento bem como a presença da família.

Ainda sobre clientes externos, convidamos o grupo de mulheres da comunidade para formar uma comissão de doulas. Com essa idéia, solicitamos uma reunião com elas e oferecemos o projeto de doulas no hospital. Realizamos um primeiro curso para capacitar o grupo de voluntárias que ofereceriam apoio emocional contínuo às mulheres em trabalho de parto, com a certeza de obtermos bons resultados.

■ Cliente interno: o profissional de saúde

Segundo o professor canadense André Lalonde, o profissional de saúde deve ser comunicativo, competente, informado, defensor da saúde, atualizado e ter boa qualidade de vida. Há profissionais que demonstram esse perfil naturalmente, mas existem aqueles que necessitam de auxílio para desenvolver suas qualidades.

Ser um médico(a) ou enfermeiro(a) comunicativo(a) não significa falar demais ou falar com desenvoltura. O perfil "comunicativo" refere-se à capacidade de transmitir a informação de modo compreensivo, ou seja, quem escuta também entende e é capaz de reproduzir a informação recebida. Por exemplo: uma das principais funções do profissional do pré-natal é orientar; mas não basta "falar para" a mulher, ele deve checar se ela entendeu a orientação. De que maneira checa-se a assimilação da informação? Fazendo perguntas e pedindo que a mulher repita aquilo que lhe foi recomendado. Evita-se, assim, entendimentos errados e previne-se a negligência.

O defensor da saúde não é um militante radical que luta contra alguma coisa. O defensor da saúde é o profissional que conhece o mercado consumidor local, os anseios e as necessidades da comunidade. Exemplificando: um serviço de ressonância nuclear magnética somente é necessário se há demanda local e não existe outro serviço como referência para a população.

O cliente interno merece atenção especial. O ambiente de trabalho deve ser satisfatório e o sucesso, vivenciado diariamente pelo profissional. A receita de contentamento do cliente interno é identificar qual é o seu referencial de sucesso. É preciso que realmente se importe com o bem-estar do usuário-paciente do serviço de saúde. Mais do que isso: é necessário que o profissional veja o paciente como uma pessoa igual a ele, de igual nível e com as mesmas qualidades. Sendo esse o referencial profissional, a proposta de humanização torna-se realizável.

Enfim, a maternidade foi crescendo, os acompanhantes, com o tempo, acostumaram-se com a idéia de presenciar e permanecer com a mulher em trabalho de parto. A participação tornou-se natural. Instalamos uma Unidade Mãe-canguru e treinamos muitos profissionais. Estabelecemos reuniões com os postos de saúde da região com a finalidade de reforçar o sistema de referência e contra-referência; apresentamos nosso protocolo para os médicos e enfermeiros das unidades básicas, mostramos como trabalhávamos e nos oferecemos para estabelecer protocolos conjuntos.

Nosso objetivo era mudar a postura e a mentalidade do profissional da assistência obstetra. Quebrar paradigmas e conceitos enraizados pela prática rotineira e experiências pessoais; trocar os conceitos sem base científica pelos novos e embasados cientificamente.

Mudar a postura e oferecer um produto novo são pontos que demandam muito trabalho e dependem da estratégia de abordagem dos profissionais. Esta deve levar em conta o nível de satisfação do trabalhador.

Para alguns profissionais, a expressão "humanização do parto" soa como crítica. Por que humanizar? O que fazem não é humano? É o romantismo da assistência ao parto? Concluímos que o profissional deve ser envolvido no processo de mudança e que a melhor estratégia para isso é torná-lo participativo nas decisões, o que conseqüentemente dividirá as responsabilidades. O sucesso alcançado pelo serviço será igual ao vivenciado pelo profissional.

Problemas e soluções são constantes no dia-a-dia do hospital. Para a implantação da assistência humanizada no Hospital Geral do Itaim Paulista, identificamos que a falta de informação é uma dificuldade presente, que mesmo solucionada não pode ser esquecida e merece uma estratégia de prevenção. Na obstetrícia não há muito trabalho, deve haver boa vontade e boas intenções. Nossa maior tarefa é orientar e checar se a informação foi compreendida pela mulher, pelos familiares e também pelos profissionais. Atualmente, o hospital está com seis anos de existência; sabemos que ainda há muito trabalho a ser realizado para que todas as expectativas sejam cumpridas. Temos a noção de que as evidências científicas mudam e nos disponibilizamos a rever nossas condutas periodicamente.

Há dois anos, iniciamos uma nova proposta na assistência obstetra do Hospital Geral do Itaim Paulista: a Casa de Maria.

Parte 3: A Casa de Maria

Ela conta...

Apesar do "sucesso" da mudança, achava que ainda poderíamos humanizar mais o ambiente. Tirar do hospital o parto de baixo risco. Tivera experiências de casas de parto, uma no norte do Canadá (Povungnituk), administrada por parteiras inglesas, e outra em Montreal, onde na época existia um grande debate entre obstetras e parteiras. O governo de Quebec estava fechando, com balanço positivo, a avaliação de um projeto piloto de casa de parto e presença da parteira nos hospitais.

Ao mesmo tempo, vim a conhecer algumas experiências que estavam acontecendo no Brasil: a Maternidade Leila Diniz no Rio de Janeiro, o movimento Rede pela Humanização do Parto e Nascimento (ReHuNa), o Projeto Luz (da Jica) no Ceará; mas até então achava que estávamos fazendo uma luta isolada. Era 1998.

A primeira casa de parto implantada no município de São Paulo, pelo doutor David Capistrano, em setembro de 1998, em parceria com o Estado – Projeto Qualis II, sigla para Qualidade Integral em Saúde –, também causou muito impacto e me deu ainda mais vontade de montar uma experiência parecida. A doutora Rosa Maria de Barros, médica sanitarista que trabalhava comigo na coordenação do Projeto Qualis I (parceria do Estado com a Casa de Saúde Santa-Marcelina para implantação do Programa de Saúde da Família, o PSF), há mais de dois anos já cogitava também a idéia de implantar uma casa de parto. Tendência normal, pois havíamos implementado mais de dez unidades (32 equipes) do PSF, onde os médicos generalistas[7] faziam o pré-natal e queixavam-se muito da falta de referência para o parto. As mulheres eram mal recebidas nas maternidades e, apesar de terem participado de grupos de pré-natal, terem sido orientadas sobre posições do parto e sobre a vantagem da amamentação precoce, tudo era negado nas maternidades tradicionais.

O Hospital Geral do Itaim Paulista já não conseguia fechar a referência certa com as unidades, uma vez que nem todas eram próximas ao hospital e havia a dificuldade do transporte e o fato de o hospital ser porta aberta – qualquer mulher que chegasse era atendida e internada, se fosse necessário. Havia, e há ainda, muitas pacientes de municípios próximos, mais carentes ainda que a periferia de São Paulo. Por último, o

[7] O médico generalista tem como função prestar atendimento médico curativo e preventivo à população da comunidade.

marido, que também participava dos grupos de pré-natal e era convidado a estar presente na hora do parto, encontrava o acesso negado à sua presença ao lado de sua mulher na hora do parto, exceto no nosso hospital.

Nesse contexto, a construção da Casa de Parto do Itaim foi um "parto demorado". A vontade política na época não existia. As críticas à Casa de Parto de Sapopemba eram numerosas, pois ela se localizava longe de qualquer centro hospitalar (pelo menos 30 minutos de carro) e, como a região sempre se encontrava intransitável, as remoções poderiam ser ainda mais demoradas. Mas ela havia sido construída na região de Sapopemba justamente por isso! A região era carente em atendimento hospitalar, e as gestantes eram obrigadas a fazer uma verdadeira peregrinação antes de serem acolhidas. Conforme uma pesquisa realizada na época, algumas mulheres chegaram a passar em mais de seis hospitais antes de serem admitidas e internadas. Apesar do bom trabalho realizado e da humanização do atendimento na Casa de Parto de Sapopemba, as críticas do mundo médico choviam, pois quem operava tal casa de parto eram as obstetrizes.

Ele conta...

Em uma nova viagem ao Canadá, visitei com irmã Monique uma casa de parto em Montreal. Fiquei surpreso ao encontrar uma casa de família, com quartos de casal e camas de uso doméstico. Eram quartos normais de uma residência habitual, que funcionavam como uma alternativa para a mulher escolher como local de parto.

A irmã Monique voltou ao Brasil com a idéia de montar uma casa de parto. Novas conversas aconteceram, havia projetos para a construção de uma casa de parto em Guaianases, bairro do estado de São Paulo. Mas a idéia não foi adiante. Em uma manhã de sábado, a pediatra Ruth Osawa, a pediatra Neusa Nakao, a obstetriz Maria Ishi, a irmã Monique e eu nos reunimos no café da manhã. Aos poucos, a idéia da casa de parto foi se estruturando, desenhamos uma planta e colocamos no papel como achávamos que ela deveria ser.

Ela conta...

Constituímos então uma comissão para estudar a viabilidade dessa segunda casa de parto. Faziam parte dessa comissão a doutora Rosa Maria Barros, Neusa Nakao (que tinha contato com a Jica), as enfermeiras obstetrizes Maria Nakashima e Ruth Osawa, o doutor Marcos Ymayo e eu. As reuniões foram várias e começaram os projetos mais concretos. Pensou-se inicialmente em construir a casa de parto no terreno do Hospital Geral de Guaianases, pois havia uma abertura por parte da diretoria e a região não conseguia suprir a demanda, visto que havia uma invasão muito grande dos moradores da Cidade Tiradentes, totalmente carente de leitos hospitalares (leitos O).

Mas, infelizmente, a direção do hospital mudou, os contatos foram se dificultando. Dada a abertura do doutor Marcos Ymayo, que também supervisionava a Obstetrícia da Casa de Saúde Santa Marcelina de Itaquera, pensou-se em alugar uma casa em Itaquera, para a qual a Casa de Saúde Santa Marcelina seria a referência. Mas também esse projeto não vingou. Surgiu então a possibilidade de usar o terreno da Organização Social de Saúde Santa Marcelina. E isso se concretizou, graças à abertura da administração e ao apoio incondicional do senhor Carlos Alberto Paneágua Ferreira, diretor administrativo do hospital, que acreditou na nossa proposta ao ver a necessidade da população e a possibilidade dela de usufruir desse projeto piloto que traria mais dignidade à região, especialmente no momento do nascer, trazendo a família e, principalmente, o pai para participar desse momento tão especial.

Começaram os andamentos mais concretos, com a possibilidade de participação da Jica ou a organização de um segundo andar da casa de parto já vislumbrando um centro de treinamento nacional, e quem sabe até internacional, para formação de profissionais. Chamamos, para integrar a equipe pensante, a enfermeira obstetriz Mitsue Kuroki, pelo excelente desempenho que demonstrou na gerência do curso Also (treinamento para urgências e emergências em obstetrícia), que doutor Marcos e eu trouxemos dos Estados Unidos. Ela deu valiosas contribuições e foi chamada para a gerência da casa. A construção começou: eram 400 metros quadrados. A planta sofreu várias alterações, pelo menos umas vinte! O arquiteto Aníbal teve muita paciência e acolheu as nossas sugestões de tornar o ambiente o mais agradável possível: quatro amplos quartos de parto, com chuveiro ou banheira de hidromassagem; uma sala de convivência; leitos de puerpério (pois as mulheres sentem essa necessidade de compartilhar umas com as outras as suas experiências); um jardim; e o barulho de água de uma fonte, sem esquecer a gruta de Nossa Senhora do Bom Parto. Uma casinha de cores agradáveis e suaves, com a porta sempre aberta para as mulheres do Itaim Paulista, que iriam poder escolher mais essa opção para dar à luz. Aí surgiu o dilema do nome... E foi quase naturalmente que se decidiu que essa seria a Casa de Maria. Maria – que além de ser mulher, era a mãe de Jesus Cristo – é o nome de muitas mães, das Marias Aparecidas, Marias do Carmo, Marias Soledades, Marias Trindades, Marias da Silva ou, simplesmente, a Maria, mulher de José.

Ele conta...

A irmã Monique conseguiu, com a administração do hospital, que fosse construída a casa de parto do Itaim Paulista no terreno do próprio hospital e financiada por ele. Garantimos a porta aberta e retaguarda à casa de parto. Aos poucos, o projeto se concretizou e batizamos a casa de parto de Casa de Maria. Maria, pois além de ser mulher e mãe de Jesus Cristo, como já dissemos, é também um nome extremamente popular, acho que o mais comum dos nomes femininos, ou seja, de fácil identificação com as mulheres da comunidade. Era a casa das mulheres....

Ela conta...

E assim, no dia 8 de março de 2002, ela foi inaugurada. O 8 de março foi escolhido por ser o Dia Internacional da Mulher. Era um dia ensolarado, e o toldo preparado para proteger do sol não conseguiu abrigar nem um quarto da população presente. Prestigiavam o evento o então governador do estado de São Paulo Geraldo Alckmin e o secretário de saúde José da Silva Guedes. No mesmo dia, instituía-se uma lei que dava auxílio legal e jurídico às mulheres violentadas. Celebravam-se então duas vitórias: o ganho, no Itaim Paulista, de um espaço digno para receber as mulheres parindo e o auxílio legal para as mulheres violentadas. Logo depois da cerimônia de abertura, que foi muito comemorativa e contou com a presença de um quarteto da Faculdade de Artes Santa Marcelina, começou o trabalho.

Aos poucos, a demanda crescia; recebíamos as mulheres na porta da casa e já ali começávamos o grande momento de educação delas. Todos que chegavam não acreditavam que tal serviço fosse do SUS. Alguns até perguntavam: "Quanto custa o atendimento?"! E assim foram chegando as mulheres. Graças às orientações e à triagem a partir da 37ª semana, com a abertura do plano de parto durante a consulta de enfermagem, selecionaram-se as mulheres mais aptas para dar à luz na Casa de Maria. De fato, até agora, com pouco mais de três anos, não houve complicações. Mensalmente são transferidas para o hospital de 1% a 2% das mulheres, das quais mais da metade tem indicação de cesárea. Graças à assiduidade das nossas obstetrizes e à propaganda boca a boca dos que gostaram do atendimento, na Casa de Maria já nasceram mais de 2 mil bebês. Temos a certeza de que por meio dessa iniciativa estamos contribuindo para uma nova cultura feita de respeito, dignidade, carinho, compreensão, amor e paz.

Parte 4: A consagração

Ele conta...

Após muita insistência por parte da organizadora deste livro, finalmente encontramos tempo para escrever o que ela tanto nos solicitou. De coração espero que possamos transmitir todo o significado do que foi para nós a conquista do IV Prêmio Galba de Araújo, em fevereiro de 2005.

Manter a equipe unida e incentivada para a conquista do prêmio fez parte de um trabalho que envolveu muitas pessoas, e até as usuárias do hospital ficaram ansiosas pelo resultado. Apesar de suspeitar que o receberíamos desde o mês de novembro de 2004, somente em fevereiro de 2005 recebemos oficialmente a confirmação, e em seguida o Prêmio Galba de Araújo. E posso afiançar que a equipe da Casa de Maria e do Hospital do Itaim só acreditaram que ganhamos o prêmio quando efetivamente fomos buscá-lo no Ministério da Saúde, em Brasília.

Ela conta...

A Casa de Maria foi homenageada este ano como o perfil de maternidade mais acolhedora e "humanizada" da região Sudeste do país, no concurso do IV Prêmio Galba de Araújo. Representa para nós a colheita de um fruto, o reconhecimento de nossos esforços em proporcionar para a população que atendemos um ambiente de paz e tranqüilidade, equipes treinadas e carinhosas. Assim, o parto se transforma em um momento inesquecível, são as primícias da vida em um movimento pela paz...

Ele conta...

Não posso dizer o que foi exatamente para os outros, mas pela carinha de cada um dos funcionários envolvidos eu podia imaginar já na inscrição do prêmio que todos achavam que era demais, afinal já havíamos participado de dois prêmios anteriores e não tínhamos sido escolhidos. As expressões dos colegas eram de descrédito, impossibilidade. Quando a equipe da Secretaria Estadual veio fazer a visita, todos achavam que seríamos indicados, mas que não conseguiríamos o prêmio pela região Sudeste. E, no momento em que recebemos a notícia do Ministério da Saúde, as carinhas de angústia e de falta de confiança se transformaram em sorrisos radiantes.

Nosso grande diferencial foi a proposta da Casa de Maria. Mas a projeção do prêmio tem me mostrado que há um diferencial maior, pois há uma escassez muito grande de serviços que ofereçam aquilo que oferecemos na Casa de Maria e no Hospital do Itaim, ou seja, que ofereçam atendimento humanizado. Esperamos que, com a projeção que o prêmio nos trouxe, possamos derrubar barreiras preconceituosas, derrubar mitos da obstetrícia e multiplicar a qualidade do atendimento obstétrico para outros centros, para que aprendam a trabalhar em equipe multiprofissional, respeitando as competências de cada profissional.

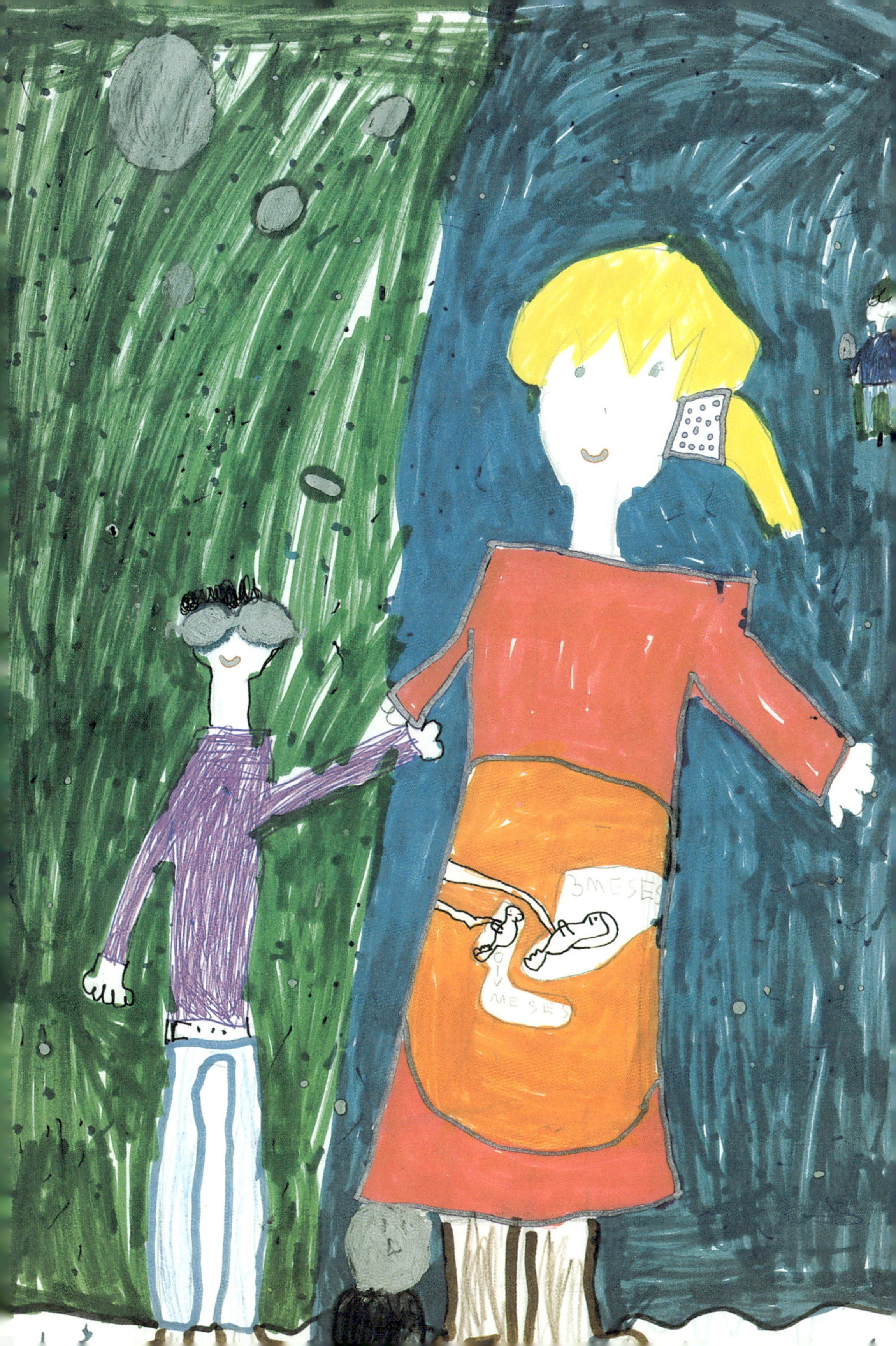
3MESES
OIV
MESES

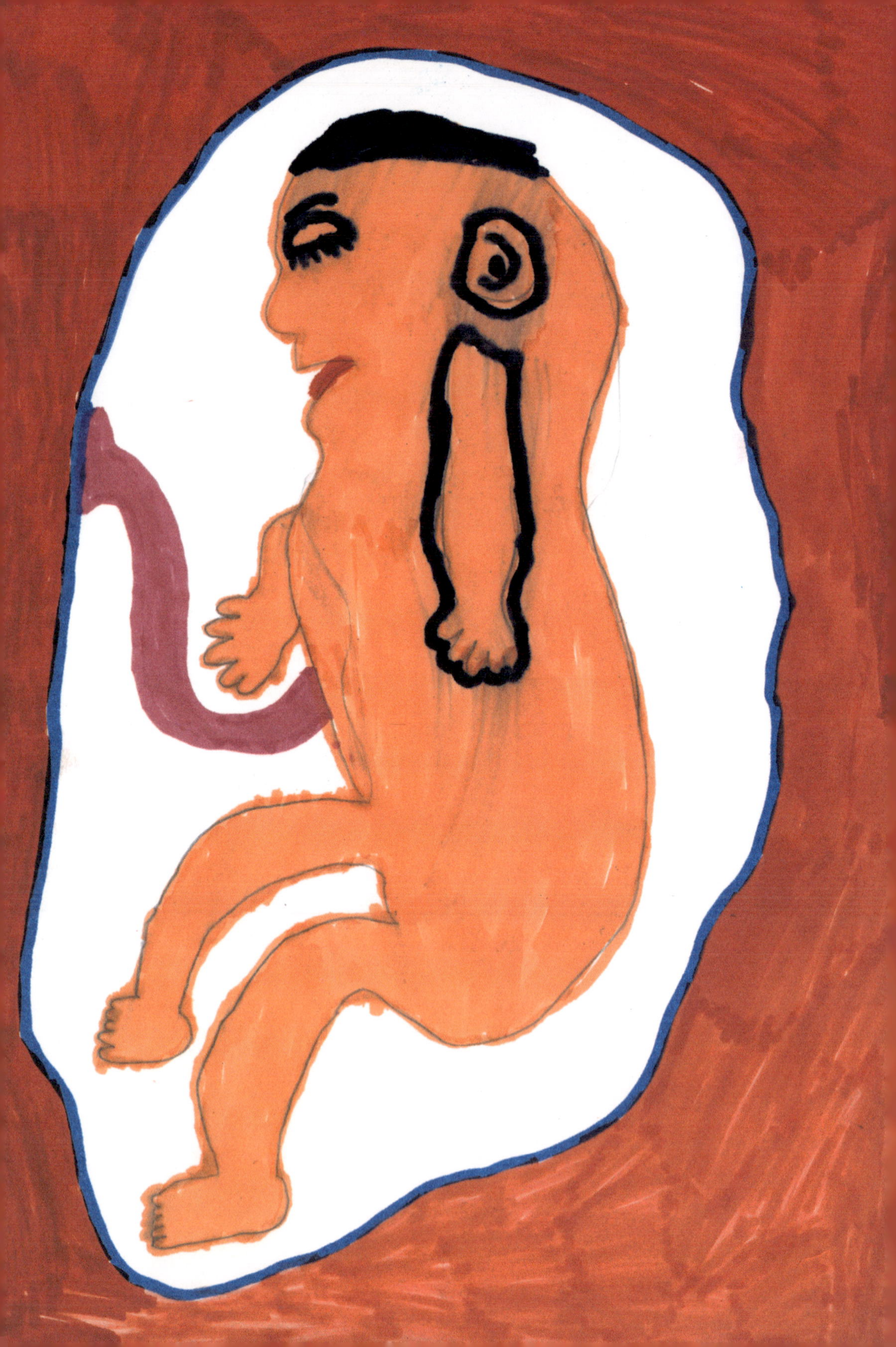

Histórias de nascimento e parto

Maria Cecília Dias de Miranda

Quem tem consciência para ter coragem
Quem tem a força de saber que existe
E no centro da própria engrenagem
Inventa a contramola que resiste.

João Ricardo & João Apolinário, "Primavera nos dentes".

Cada parto é um desafio, uma história. Conto até três e observo como se transforma a pessoa que era. Percebo em meu corpo, no emaranhado de cicatrizes sobrepostas, o silêncio, a norma, a rotina hospitalar.

Cada um que nasce traz a possibilidade de aprender de outra maneira aquilo que já dava como certo...

Vieram Francisco, Clara Anna e Marina, o Sol, a Lua, o Mar...

O primeiro me chegou com todas as intervenções dignas de um parto de alívio materno-fetal (fórceps de alívio). Marinheira de primeira viagem, passei por todo o ritual destinado às primigestas num hospital universitário, em 1993 – lavagem intestinal (enteroclisma), raspagem dos pêlos pubianos (tricotomia), aplicação de soro para acelerar as contrações, rompimento provocado da bolsa amniótica, confinamento e o abraço fortíssimo de um colete que apertava minha barriga e monitorava os batimentos cardíacos do bebê. Depois, na sala do parto, a aplicação da anestesia trouxe um alívio desconcertante... O relaxamento involuntário e inesperado de oito horas de trabalho de parto restrito ao leito hospitalar deu lugar ao vexatório de urinar em todos os panos esterilizados, e ainda um sono arrebatador que se deu na mesa cirúrgica, interrompido pela enfermeira que me dizia: "Não dá pra ter nenê dormindo! Acorda para ganhar o seu nenê". Tive também a oportunidade de experimentar um corte enorme (a episiotomia), que combinado com o uso do fórceps trouxeram-me a horrível sensação: Francisco foi arrancado de minhas entranhas. Após o parto, o frio, a solidão, o desamparo.

Clara foi a segunda a nascer, dois anos depois. Durante a gestação, tive a oportunidade de compreender melhor uma série de informações trazidas pela literatura crítica a respeito dos processos de nascimento e de parto. Mesmo convencida do desgaste do primeiro parto, a avaliação que tinha até aquele momento era bem positiva. Afinal, depois de tantas horas de dor no período expulsivo, ficava como usufruto o alívio trazido pela anestesia peridural. Considerava também que o médico realizara um bom trabalho – mesmo utilizando o fórceps, não provocou nenhum agravo à nossa saúde... Gradativamente, pude repensar sobre a experiência: o mal-estar no pós-parto, a impessoalidade, as relações de poder e dominação estabelecidas entre médico e parturiente, a exposição ao risco das intervenções compulsórias (tricotomia, enteroclisma, episiotomia, etc.).

Nesse período, tive a oportunidade de conhecer a parteira alemã Angela Gehrke, que desenvolvia no ambulatório da favela Monte Azul, zona sul da cidade de São Paulo, um importante trabalho de assistência ao parto domiciliar, cujas bases assentavam-se na escola de Frédérick

Leboyer (de quem foi aluna), e na antroposofia de Rudolf Steiner. Fiquei com muita vontade de realizar com ela o meu segundo parto; no entanto, confesso que me faltou coragem. A experiência anterior reforçava a certeza de que se alguma complicação tivesse curso, ter de recorrer ao Hospital Universitário da USP – saindo da favela Monte Azul – seria realmente uma circunstância bastante complexa. Entre esses dois serviços de saúde estabelecia-se a oposição de saberes e práticas médicas.

Representações distintas a respeito do ser humano que nasce e do grau de participação e autonomia da parturiente na condução do processo podem ser observadas. Essas perspectivas definem diferentes noções sobre o grau, a forma e o momento da intervenção médica. Não haveria, portanto, ocasião mais inoportuna do que uma complicação no parto (caso viesse de fato a ocorrer) para justificar, num balcão hospitalar, as razões que nos fazem optar pela humanização da assistência em detrimento da obstetrícia tradicional.

Assim, com todas essas preocupações na cabeça, achei melhor percorrer os caminhos convencionais. Tendo iniciado as contrações, fiquei o máximo que pude em casa, andando, procurando posições mais confortáveis, respirando e rezando. No momento que chegamos ao hospital, faltava pouco para o nascimento de Clara, e assim pude evitar algumas das desagradáveis rotinas protocolares. Tentei ainda, inutilmente, negociar com o médico a possibilidade de um parto mais natural, sem episiotomia, mas calei-me diante do imperativo argumento: "Se não fizer episiotomia, você vai se rasgar toda!".

Em 1999, foi a vez de Marina. Felizmente, já vivíamos um momento em que o ideal do parto humanizado era bastante disseminado. Ainda assim, só fui capaz de optar pelo parto domiciliar após uma série de insatisfações acumuladas durante o pré-natal naquele mesmo hospital universitário.

Numa consulta de rotina, durante a 38ª semana de gestação, um infeliz manejo clínico, além de constatar alguns centímetros de dilatação, provocou o que seria esperado com esse tipo de manejo – um pequeno sangramento. Diante desse expressivo fato, fui contemplada também com um encaminhamento inesperado à emergência da obstetrícia, para os procedimentos pertinentes. Por imaginar o que me esperava, agradeci o cuidado dispensado, deixando claro que considerava totalmente desnecessário submeter-me novamente à indução do parto. Atrevida, decidi esperar o momento certo. Barriga na estrada, fui bater à porta da parteira Angela Gehrke, que me esclareceu, colaborando para a superação do susto e meu retorno ao trabalho. Demoraram ainda quinze dias para o dia do parto e a terceira história transformou-se em poesia ...

O céu de abril era turquesa, em seu último dia; Marina despertou embalada numa rede, na varanda da "Casa de Parto Vila das Belezas" (como batizou a parteira a casa em que morava), rodeada por conchas e especiarias do mar, plantas viçosas e pássaros.

Ao redor da rede, Angela, nossa amiga Daphne, o pai Hélio Rosa e os irmãos acolhiam a menina que despontou para o mundo, coroando com vigor o momento sagrado de seu nascimento. A parteira acompanhava cada conquista de consciência, flagrando em fotos lindíssimas o momento em que a menina abriu os olhinhos, e, enquanto fotografava, dizia: "Quando Marina crescer, vai olhar essas fotos e ficar toda orgulhosa...".

Em meu peito, com os cabelinhos grudados, ela mamava, experimentava o novo. Refazia-me aos poucos da terrível dor do parto (sem anestesia), sentindo-me íntegra e feliz pela capacidade de dar à luz e escolher o local e a posição convenientes, vivenciando passo a passo as sensações físicas. Superei os medos com a ajuda de pessoas queridas, que me orientavam com carinho, amparando minhas mãos com palavras de conforto.

Os irmãos participaram integralmente e com extrema naturalidade. Enterraram a placenta num pé de romã, desenharam Marina no útero e no túnel colorido de seu nascimento. O pai banhou a filha, as mulheres regaram a terra com a água do banho. Brindamos à vida, com café com leite e pão.

No final da tarde, de volta à casa, senti-me vitoriosa, encarando com disposição e criatividade a labuta do cotidiano. Durante dias, as lembranças do nascimento foram trocadas. A harmonia que nos rodeava trazia uma sensação profunda, etérica sinfonia. "Seria Angela um anjo?"

Agora, Angela já não mais parteja; foi recolhida ao mar, virou estrela. A ela dirigimos nossas orações na angústia das noites maldormidas; quando as crianças percorrem seus tortuosos destinos, recontamos as histórias de sua chegada:

> Em Monte Azul, um anjo partejava,
> Um loureiro sombreava o remanso em cores dissipadas.
> Como um farol em luz da consciência,
> Apontava os caminhos, a chegada...
> Em redes trançadas de sonho
> mulheres e crianças embaladas.
> Nas mãos do anjo encontram amparo
> Após o desafio da longa jornada.

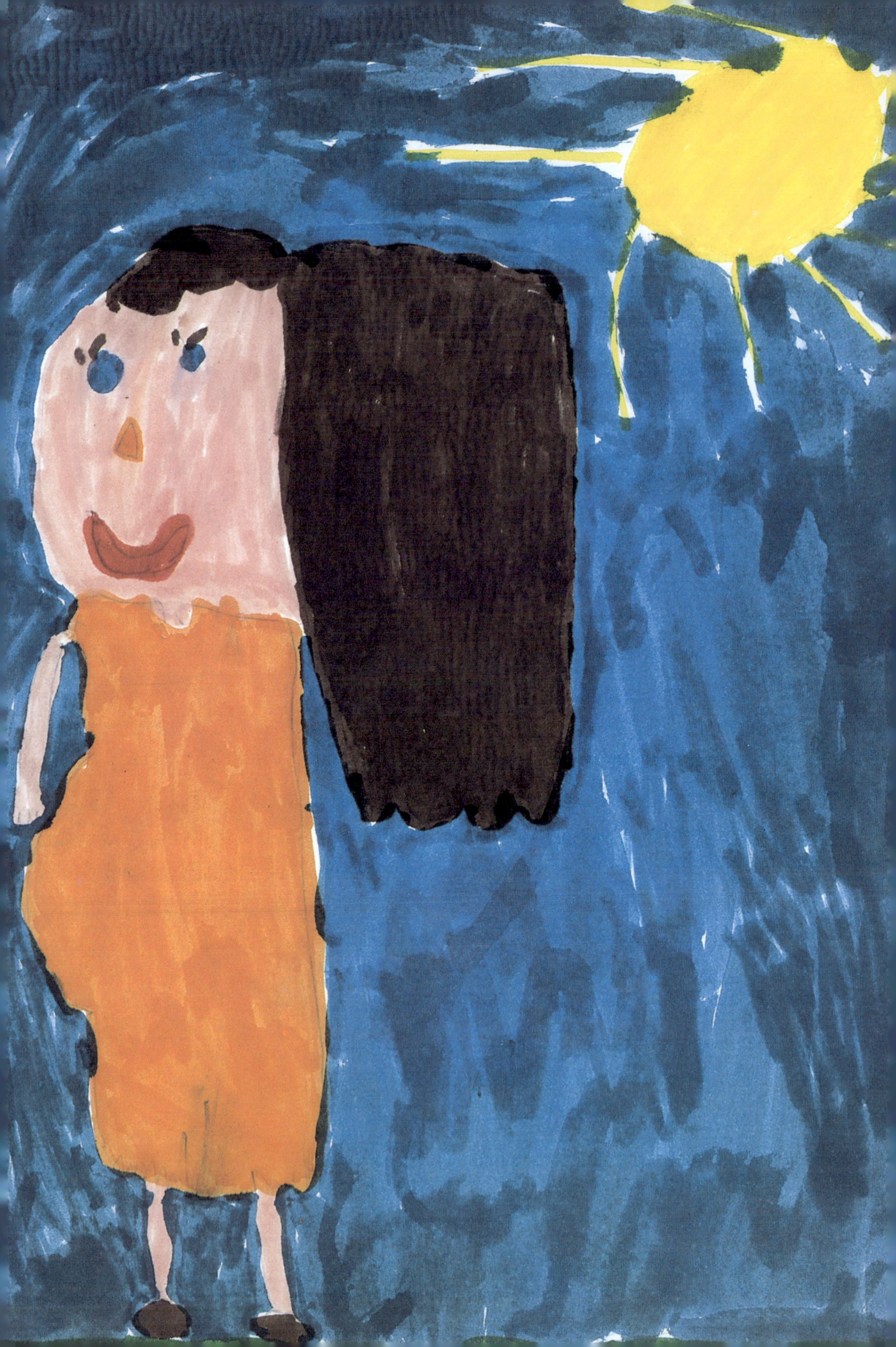

A história do nascimento de Beatriz: um final feliz que se tornou possível...

SONIA ISOYAMA VENÂNCIO

Como é preciso respeitar esse momento frágil,
o instante do nascimento!
A criança está em dois mundos.
Em uma fronteira.

FRÉDÉRICK LEBOYER, *NASCER SORRINDO*

"Mamãe, conta aquela história de novo, de como eu nasci? Não foi pela barriga, né? Foi mesmo por aquela janelinha que se abriu lá embaixo!?"

Essa é Beatriz, minha filha de 6 anos, pedindo para eu contar novamente uma de suas histórias preferidas. Hoje aproveito para contá-la também a você – com um pouco mais de detalhes "técnicos".

Eu queria muito ser mãe. Também desejava ter um parto humanizado e, quando da minha gravidez, já fazia parte do Genp e da ReHuNa, estava muito envolvida com o movimento pela humanização do nascimento e do parto. Lembro-me de que, apesar do entusiasmo de todos os que participavam desse movimento, não existia em São Paulo nenhuma maternidade pública que tivesse iniciado, na prática, a humanização do atendimento e, utilizando meu convênio médico, não teria acesso aos poucos hospitais privados que ofereciam essa possibilidade. Sentia-me também insegura para parir na casa de partos da favela Monte Azul, pela ausência de retaguarda hospitalar.

Então, "totalmente grávida" e cheia de expectativas e dúvidas, iniciei o pré-natal com uma obstetra que me conhecia desde criança e que, portanto, haveria de entender minhas questões...

Logo na primeira consulta, tratei de fazer minhas reivindicações: "Quero um parto normal, sem analgesia, sem episiotomia... Também quero amamentar na sala de parto e não quero me separar do bebê em hipótese alguma".

Aceitando o desafio, disse minha amiga: "Em relação ao parto, somente na hora poderemos saber; quanto ao bebê, creio que será difícil conseguir..."

Difícil, sim. Impossível, não! Não podia aceitar que tudo aquilo que sabíamos ser o melhor não aconteceria com o "meu" bebê. Não podia abrir mão do contato pele a pele logo após o nascimento, do aconchego, da amamentação, de ficar com ela todo o tempo no alojamento conjunto, segura de que ela não seria atacada no berçário por fórmulas infantis ou aquele famoso soro glicosado para "acalmar". Então, após definir qual maternidade vinculada ao convênio oferecia o melhor serviço de UTI neonatal, resolvi fazer uma visita ao local para conversar sobre as "rotinas hospitalares".

Fui recebida cordialmente pela enfermeira responsável pela maternidade, que ouviu minhas solicitações atentamente, para depois responder: "Só podia ser coisa de pediatra, mesmo; há muito tempo uma outra pessoa fez o mesmo pedido! Acho que era esposa de um pediatra (li nas entrelinhas, louco). Terei de conversar com o médico responsável pela neonatologia".

Se estivesse fazendo uma visita técnica à maternidade, obviamente teria pedido para conversar pessoalmente com o tal médico, para expor as bases científicas dos "Dez passos para o sucesso do aleitamento materno". Porém, estava ali como uma futura mãe – frágil e indefesa, como provavelmente a maioria das mulheres se sentiria nessa situação. A enfermeira retornou pouco tempo depois e respondeu que o hospital, definitivamente, não acatava os procedimentos que eu estava solicitando e que, portanto, não poderia assumir qualquer responsabilidade sobre o bebê no pós-parto. Eu deveria trazer um pediatra para recepcionar o bebê e avaliá-lo diariamente até a alta. E, o lembrete final: "Esse pediatra que a senhora arrumar terá de atender inclusive as possíveis intercorrências com o bebê".

Assustada com a ameaça, fiquei muito tempo digerindo aquele absurdo... Porém, vislumbrava uma luz no fim do túnel. Conseguir alguém para me acompanhar no parto, recepcionar o bebê e "passar a visita" era a solução – possível – para o problema. Até hoje me pergunto quantas mulheres, em uma situação semelhante, teriam conseguido apoio suficiente para superar todos os obstáculos impostos por aquele hospital.

Felizmente, não faltaram amigos "do peito" nesse momento e logo uma fada madrinha se dispôs a recepcionar meu bebê na sala de parto.

Bem, aí vem o final da história. Um trabalho de parto próprio de uma primigesta e uma avaliação obstetra na maternidade que quase põem o sonho do parto vaginal a perder:

"Você está com 3 centímetros de dilatação, mas como está muito ansiosa, estressada, é melhor ficar internada desde já. A gente liga um sorinho com ocitocina para acelerar o processo", disse o plantonista após a avaliação.

"E, com esse procedimento, qual a chance de uma cesárea?", indaguei entre as contrações.

"Ah, a probabilidade de cesárea é de 90%! Mas pense bem, se você for para casa, o bebê pode entrar em sofrimento fetal, é arriscado..."

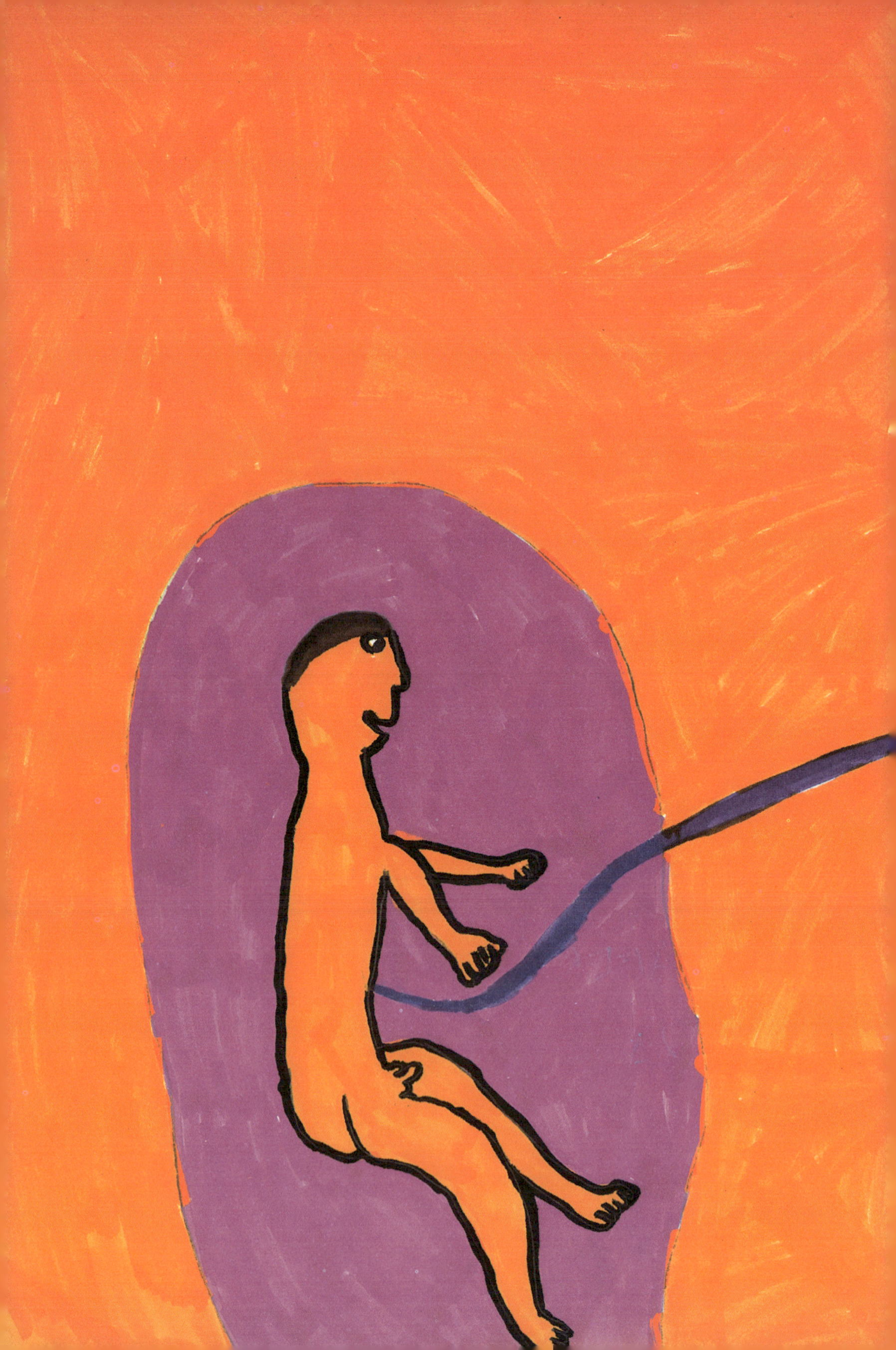

Esse foi um momento muito difícil, tinha de tomar a decisão sozinha... Saí do hospital com medo, mas com esperança de que tudo ia evoluir bem. Afinal, por que não evoluiria?

Quando retornei ao hospital, muitas horas depois, exausta, fui encaminhada para o pré-parto, com 6 ou 7 centímetros de dilatação. Lá, entre uma contração e outra, em meio às respirações "de cachorrinho" tão ensaiadas durante nove meses na ioga, tive de ouvir essa gracinha: "Nossa, seu médico te deixa sofrer assim? Ele não quer fazer uma cesárea?", perguntou uma das mulheres que aguardava uma cesárea agendada.

Quando resolveram ligar o soro com a ocitocina, perdi totalmente o controle sobre as contrações. Elas passaram a vir de repente, com uma intensidade insuportável. Talvez por isso, e pelo ambiente pouco acolhedor, acabei cedendo à tentação da analgesia e me descobri "fraca" para a dor do parto. Mas entendi que não importa perder uma batalha...

Após a analgesia, fui levada a uma das salas de parto. Era a manhã do dia 12 de junho de 1997. Um dia frio e lindo. Lindo porque enxergava, através da janela, as nuvens passeando no céu e os primeiros raios de sol surgindo. Lindo porque minha filha ia nascer, dali a poucos minutos. Como seria ela? Como seríamos nós duas, finalmente? A emoção foi tomando conta de mim. Já não sentia dor, resolveram fazer um fórceps de alívio para interromper o período expulsivo prolongado. Tudo bem, não importa perder uma batalha...

De repente, ela nasceu! Ouvi seu choro, também chorei... Também choro quando descrevo esse momento para a Bia, e ela adora, porque entende o quanto ele foi importante para nós duas. Sua "fada madrinha" a pegou delicadamente entre os campos cirúrgicos e foi se aproximando para colocá-la no meu colo. Recordo-me de dois olhos curiosos se aproximando de mim...

"É que eu também queria te conhecer, mamãe! Eu já escutava sua voz conversando comigo, mas queria ver como era a sua cara..."

Então aconteceu tudo como eu queria! Ela mamando, eu chorando, nós duas juntas, nesse momento mágico que é o nascimento.

Enquanto isso, a fada madrinha tratou de conversar com o neonatologista responsável, para garantir que a Bia pudesse ir comigo para o alojamento conjunto.

Hoje, posso dizer que valeu a pena ter lutado para que isso tudo acontecesse "desse jeito". É maravilhoso poder reviver esse momento com a Bia e falar sobre o seu nascimento como uma linda história, com um final feliz! E é para que o momento do nascimento seja uma experiência maravilhosa para todas as mulheres e seus bebês que precisamos trabalhar muito!

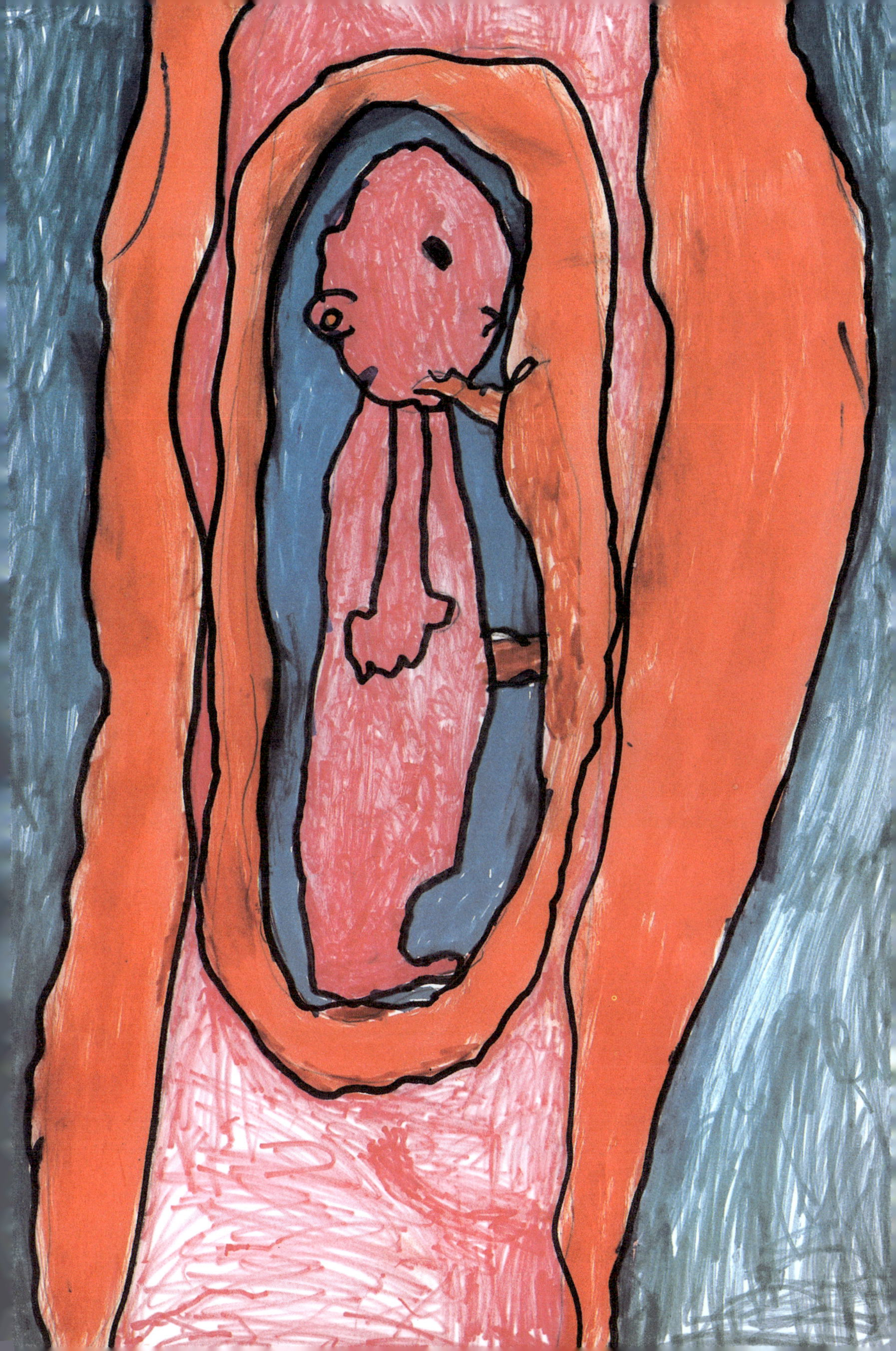

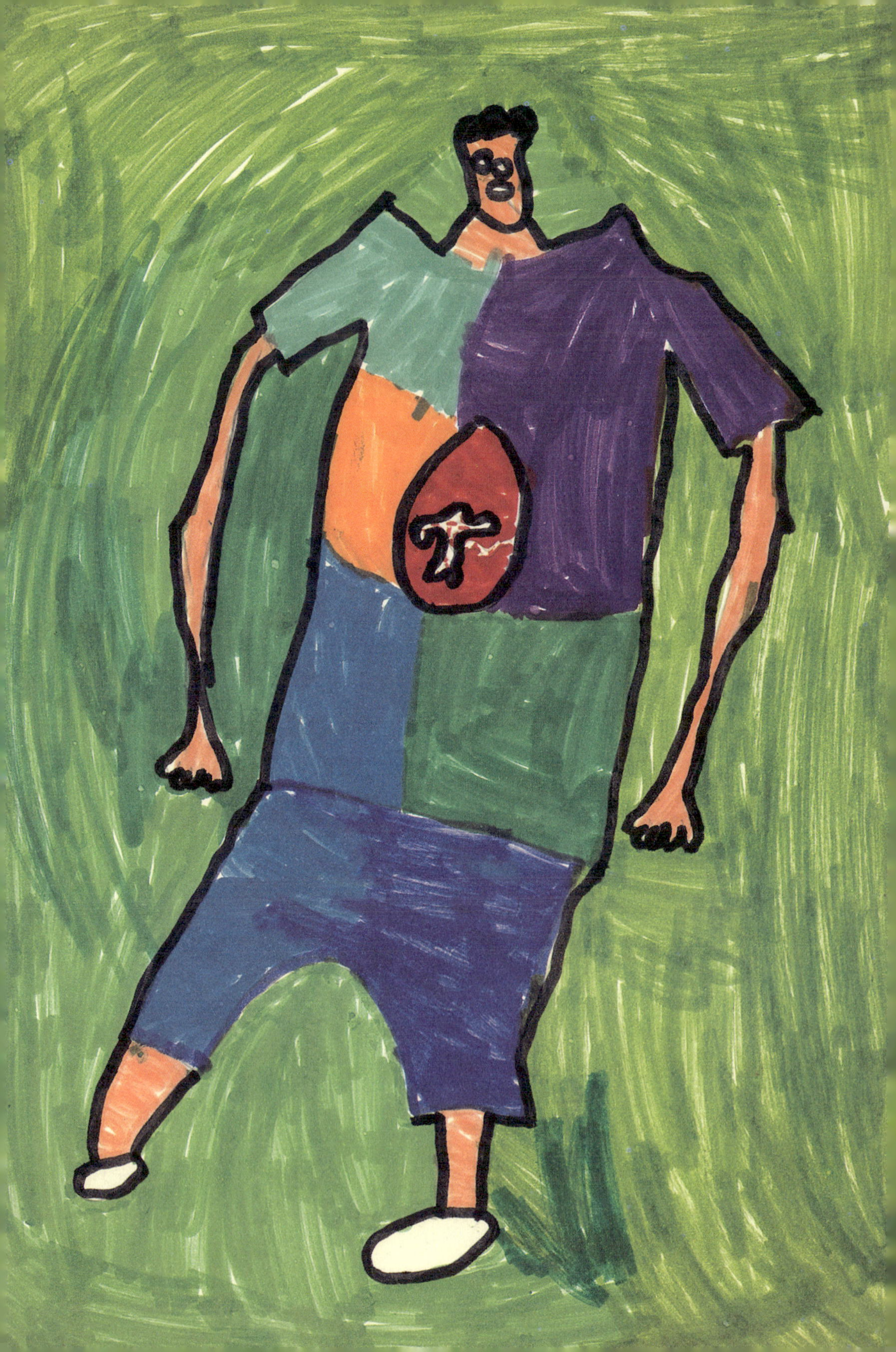

Eu queria estar lá...

Fábio Henrique de Mello

Assistir ao nascimento de um filho era um objetivo que eu tinha. Trazia comigo essa vontade e, quando se confirmou a gravidez de minha esposa, comecei a ir atrás da realização desse sonho.

Sabia que na rede particular as coisas são mais fáceis, tem até equipe para filmar e fotografar, mas eu não tenho condições de pagar um convênio. Por outro lado, também sabia que na rede pública encontraria dificuldades... Só não tinha idéia de que seria tão difícil!

Durante o pré-natal, acompanhava minha esposa nas consultas. Ela trabalhava no Hospital do Servidor Público Municipal de São Paulo. Fazia menos de um ano que era funcionária pública; porém tinha muita vontade de realizar o parto lá mesmo, com profissionais que conhecia.

Começamos a nos informar com os colegas de trabalho sobre a possibilidade do acompanhante na sala do parto; afinal, não sabíamos muito bem como funcionavam essas coisas. Nas conversas informais que tivemos, todos respondiam a mesma coisa: "Olha acho que aqui vai ser difícil", "Eles não permitem", "Não tem espaço!".

Essas explicações não eram suficientes, e eu não estava disposto a desistir facilmente. Como já imaginava que encontraria dificuldades, fui preparado! A solução que nos apresentaram diante de nossa insistência foi a de procurar a ouvidoria do hospital.

No quinto mês de gestação protocolamos uma carta na ouvidoria e ficamos aguardando. Passamos a telefonar, retornar pessoalmente... e nada! Aguardávamos há mais de um mês, quando comecei a me mexer pra valer! A barriga crescia e o tempo se esgotava, e eu não sabia o caminho que teria de percorrer, até que fui orientado por um advogado da empresa na qual trabalho, doutor Vanderly G. Soares, a entrar na justiça com um mandado de segurança.

Confesso que nos preocupamos muito com essa saída. Afinal, queríamos alcançar nosso objetivo sem prejudicar ninguém. Comentamos nossa angústia com a chefia no trabalho de Sandra. Tranqüilizaram-nos afirmando que não haveria nenhum tipo de problema, afinal, havíamos tentado de diversas maneiras e como não obtivemos resposta deveríamos procurar outros caminhos.

Comecei também a fazer uma pesquisa na internet, mas não consegui muita coisa. O primeiro contato foi com o site do doutor Dráuzio Varela, por meio de um e-mail em que pedi a informação de um órgão que pudesse ajudar-me. Ele nos indicou o site www.amigasdoparto.com. Falei também com a enfermeira obstetra Marília Largura (achei o telefone no site dela) e ela também me indicou o mesmo grupo.

Entrei em contato com as Amigas do Parto e na seqüência cheguei até a ReHuNa e comecei uma longa conversa, por e-mails, com a doutora Daphne Rattner. Em apoio a minha reivindicação, a ReHuNa telefonou para a Coordenação Municipal de Saúde da Mulher do município de São Paulo e lembrou a existência da Lei Estadual 10.241, de março de 1999, pela qual é garantido o direito da presença de acompanhante na sala do parto.

Nesse momento me fortaleci, encontrei pessoas que me davam o apoio de que precisava! Estava informado sobre as providências que poderia tomar legalmente. Cheguei a brincar com minha esposa: "Agora ninguém me segura; nem que eu precise meter o pé na porta vou estar lá na hora do parto, assisto e depois vou para a cadeia, mas, quando sair, vou curtir minha filha, e vou contar pra ela toda essa história!".

Felizmente, não foi preciso chegar a esse limite. Sandra já completava o sétimo mês de gestação quando recebi um telefonema da Secretaria Municipal de Saúde, orientando-me a procurar a Superintendência do Hospital do Servidor Público Municipal, que estava disposta a agendar uma reunião comigo.

A reunião com o superintendente doutor Giovanni Di Sarno e sua assistente, doutora Marilda S. Monteiro de Resende, transcorreu como uma entrevista, durante a qual me perguntaram se teria medo, aversão a sangue a ponto de criar algum problema para a equipe médica na hora do parto; e ainda questionaram-me se, na situação de uma cesariana, eu ainda estaria disposto a assistir ao parto.

Respondi que não tinha nenhum problema, que não importava o tipo de parto; afinal, era uma oportunidade única, o nascimento de minha primeira filha, não queria perder. Passei a segurança que tinha para eles, mostrei que estava decidido. Queria fazer tudo dentro dos conformes da lei e do que era meu direito. Assumi o compromisso de retirar-me automaticamente da sala do parto caso percebesse que poderia passar mal.

Foi agendada também uma reunião com o chefe da Obstetrícia, doutor Luiz Roberto P. Soares, em que solicitei a autorização por escrito para minha presença na sala do parto. A partir daí, essa carta passou a acompanhar os documentos de gestante de minha esposa. Ficou tão famosa que no momento do parto nem precisei apresentá-la. Os funcionários até brincaram, dizendo: "Já estamos sabendo dessa carta, pode guardá-la aí com você!".

Fomos surpreendidos várias vezes com aqueles famosos "alarmes falsos" no final da gravidez. Em 30 de dezembro, saímos do hospital com a previsão de que o parto não passaria do dia seguinte. Nossa casa já estava cheia, todos aguardando a chegada do bebê. No final da tarde do dia 31, ela voltou a sentir algumas dores e retornamos ao hospital preparados para ficar. De início, Sandra ficou em observação; afinal, numa noite de véspera de ano-novo, não era muito conveniente retornar para casa. Enquanto isso, eu aguardava na sala de espera, apesar de não ter nenhuma outra parturiente internada.

A evolução estava lenta; já na internação, ela chegou a reclamar de fome, mas não podia comer nem tomar nada, pois o parto poderia ser a qualquer momento. As horas iam passando e, na virada do plantão, o médico avisou que o nascimento seria somente no dia seguinte. Depois entrou a equipe do doutor José Roberto Miele (doutor Maurício C. de Souza e as auxiliares Cecília e Raquel). Sandra ficou muito contente, porque já havia sido atendida por doutor Miele num desses alarmes falsos. E se ela estava contente, eu também ficava, porque sempre desejei que as coisas acontecessem de acordo com a vontade dela.

Faltando alguns minutos para a virada do ano, ela recebeu autorização do doutor Maurício para deixar a internação e ficar um pouco comigo na sala de espera. Doutor Maurício aproveitou para brincar conosco, perguntando se poderia chamar o *Fantástico*, porque nossa filha corria o risco de ser o primeiro bebê do ano!

O entrosamento com a equipe estava tão bom, que até me convidaram para comemorar a entrada do ano-novo. Estava tudo muito tranqüilo. Foram catorze horas de expectativa na sala de espera: levanta, senta, cochila, ouve uma música...

No início da manhã do dia 1º de janeiro, chovia quando fui tomar um café na padaria. Recebi uma ligação. Sandra me chamava para o trabalho de parto. Explicou-me que o próprio médico havia emprestado seu celular para que ela pudesse me telefonar. Havia chegado a grande hora, e o que eu mais queria era... estar lá!

Troquei de roupa para entrar na Obstetrícia; orientaram-me novamente que não encostasse nos instrumentos cirúrgicos e que não poderia ficar circulando, para não atrapalhar a equipe médica. Mas assim que fui entrando, o pessoal já tratou de me deixar à vontade, conversando sobre outros assuntos. A equipe dava início à operação cesárea.

O médico passou por mim, colocou na janelinha um radinho de pilha e disse para Sandra: "Olha, se você não estiver gostando da música, a gente troca". Destinaram-me na cabeceira do leito um banquinho para que eu me acomodasse. Fui sentando meio receoso, mas pensei: "Não tem jeito, vou ter de falar".

"O senhor vai me desculpar, doutor. Olha, eu realmente não vim para ficar sentado aqui. Eu vim para ver o que está acontecendo aí desse lado."

"Mas você não vai poder encostar em nada."

"Quanto a isso, não tem problema, eu só não vim para ficar aqui sentado."

"Mas você não vai dar apoio a sua mulher?"

"Sim, eu vim para dar apoio, mas eu vim para ver o momento exato do nascimento da minha filha. Se o senhor me permitir, eu não vou ficar de cá para lá, e sim vou dar uma assistência a ela e também quero acompanhar o nascimento..."

Aí eles concordaram. Na maior parte do tempo, fiquei de frente para a operação. A equipe, supercompetente. A anestesista ficava todo o tempo na cabeceira da cama conversando, olhando a aparelhagem. Eu queria que Sandra se sentisse segura. Ela estava tranqüila. Perguntei-lhe se iria incomodar-se caso ficasse mais do outro lado, ela disse que não havia problema. Pedi licença para fotografar. Achei bem interessante o bisturi, porque a gente tem uma noção do bisturi ser uma coisa totalmente brusca. Pelo contrário, é um aparelho elétrico que cauteriza o sangue. Fui descobrir que o corpo da gente tem sete camadas até chegar lá. Coisas que a gente nem imagina... Enfim, quando chegou o momento sublime, quando eu vi a cabecinha da minha filha saindo, eu disse: "Opa! o negócio agora está acontecendo". Estava concentrado, não queria perder nenhum momento. Foi uma hora muito emocionante. Ela nasceu e já chorou. A gente tem aquela idéia que tem de nascer e dar aquele tapinha na bunda – não entendo para que serve isso, mas nem precisou.

Deram uma limpada no nenê, cortaram o cordão do umbigo e encostaram o narizinho dela no da mãe para trocar as bactérias e a respiração. Depois foi medir, pesar... Foi engraçado quando o médico começou a fazer a preparação para fechar, eu ainda estava tirando foto, e ele me falou: "Aqui não tem nada, o que tem para você tirar foto está lá na outra sala, corre lá que você está perdendo um montão de coisa". Despedi-me da Sandra, troquei de roupa e fui acompanhar os cuidados com o bebê. Ainda voltei para agradecer e tirar uma foto de toda a equipe.

Depois, fui para casa e retornei no horário da visita. Tive a oportunidade de ajudar minha esposa a tirar o leite do peito, pois ela estava tendo dificuldades para amamentar.

Agora, olhando para a Joyce em meu colo, penso que valeu a pena brigar. Fui superbem recebido. Todo pai deveria participar do nascimento de seu filho. Ele é uma parte essencial desse processo com a mãe. "Por que o pai não pode estar junto nesse momento?" Nas gerações anteriores, como na de minha avó, eles não deixavam o pai entrar no quarto em que a mulher estava com a parteira. Se isso não era possível ontem, hoje já é, e fiz questão de exercer esse meu direito.[1]

Acho que a mensagem é essa. Vale a pena estar com a esposa nesse momento. Por mais que você acompanhe a vida do seu filho, acho que o

---

[1] Há normas legais que facultam a presença do acompanhante de escolha da parturiente durante o trabalho de parto e o parto nos estados de São Paulo (1999), Santa Catarina (2002) e Espírito Santo (2003), e nos municípios do Rio de Janeiro (1998) e Goiânia (2003). Há também leis em tramitação nos estados do Paraná e Rio Grande do Sul. O projeto de lei 195/2003 da senadora Ideli Salvatti foi aprovado no Senado e na Câmara Federal e em 7 de abril de 2005 tornou-se a lei 11.708/2005. Em breve, esse direito estará acessível a todas as parturientes brasileiras, e competirá à sociedade civil fazer com que a lei seja cumprida. (Nota das organizadoras.)

nascimento é o começo de tudo. Se você acompanha a gravidez, por que pular o momento do nascimento? As pessoas têm de batalhar para essa participação. Eu, sempre que posso, troco a criança, dou banho com facilidade – acho até que sou uma mãe e um pai! Carrego, troco, viro a noite, o que for necessário quero fazer, para poder participar de tudo.

O final feliz dessa história só foi possível graças à colaboração dos funcionários do Hospital do Servidor Público Municipal de São Paulo, que souberam acolher a vontade da família da pequena Joyce, que nasceu no dia 1º de janeiro de 2004, com 2.450 gramas e 46 centímetros.
E da perseverança de seu pai, Fábio Henrique de Mello, 28 anos, coordenador de cursos de qualificação profissional na Federação da Alimentação, e de sua mãe, Sandra Regina Lopes, 26 anos, auxiliar técnico administrativo do Hospital do Servidor Público Municipal de São Paulo, que relataram sua história e autorizaram a publicação dessa versão.

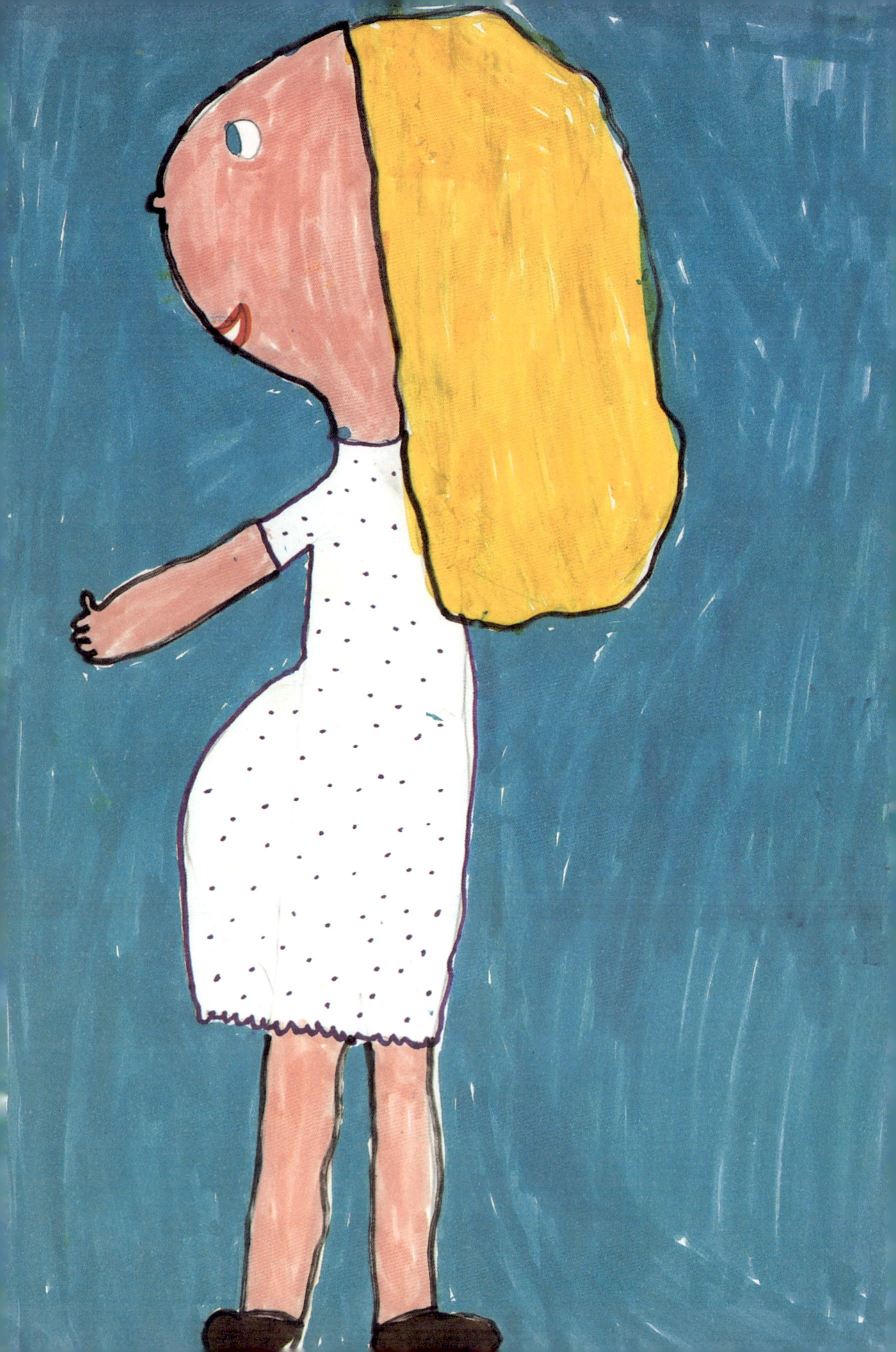

ReHuNa: mais de dez anos de uma trajetória luminosa

Daphne Rattner

Entre 15 e 17 de outubro de 1993, algumas pessoas – dentre elas representantes de grupos e entidades – que comungavam preocupações e indignações, reuniram-se em Campinas para debater o que denominavam "situação atual do nascer em nossa sociedade".

O diagnóstico era dramático, conforme atesta a Carta de Campinas, documento elaborado a partir dessa reunião:

> Analisando as circunstâncias de violência e constrangimento em que se dá a assistência à saúde reprodutiva e especificamente as condições pouco humanas a que são submetidas mulheres e crianças no momento do nascimento, queremos trazer alguns elementos à reflexão da comunidade.
>
> O Brasil apresenta a maior taxa mundial de cesáreas (vários hospitais brasileiros ainda têm taxas como 80% ou mais de cesáreas) e este passou a ser o método "normal" de parir e nascer, uma inversão da naturalidade da vida.[1]

[1] Ver anexo 1: Carta de Campinas.

Seguia-se uma análise das razões e dos motivos e, na seqüência, a proposta de criação da Rede pela Humanização do Parto e Nascimento (ReHuNa), que

> [...] pretende dirigir-se a mulheres, homens, setores da sociedade civil organizada, profissionais de saúde e educação, planejadores e elaboradores das políticas de saúde, para:
>
> - mostrar os riscos à saúde de mães e bebês das práticas obstetras inadequadamente intervencionistas;
> - resgatar o nascimento como evento existencial e sociocultural crítico com profundas e amplas repercussões pessoais;
> - revalorizar o nascimento humanizando as posturas e condutas em face do parto e nascimento;
> - incentivar as mulheres a aumentar sua autonomia e poder de decisão sobre seus corpos e seus partos;
> - aliar conhecimento técnico e científico sistematizado e comprovado a práticas humanizadas de assistência ao parto e nascimento.
>
> Esses objetivos vêm sendo buscados na prática diária de pessoas, profissionais, grupos e entidades preocupados e atentos à melhoria da qualidade de vida, bem-estar e bem-nascer, aliados na luta por uma vida mais humana, digna e saudável.

O documento continuava com uma relação de estratégias e instrumentos passíveis de serem adotados com vista a alcançar os objetivos propostos. Muitos foram os que se dedicaram com afinco e, hoje em dia, podemos contabilizar:

- Governos adotando humanização como sua política oficial: municipais (a Secretaria Municipal de Saúde do Rio de Janeiro foi a pioneira); estaduais (Ceará, Amapá) e o governo federal, que atualmente tem uma política explícita de redução das taxas de cesáreas, incentivo à humanização e assistência integrada à saúde da mulher, com tolerância zero à violência institucional.

- Muitos hospitais aderindo às propostas de humanização. Felizmente, a instituição do Prêmio Galba de Araújo pelo governo federal suscitou inicialmente a curiosidade e, depois, o interesse de profissionais e administradores. Sempre é importante lembrar os pioneiros: Hospital Sofia Feldman, de Belo Horizonte; Maternidade Pio XI, de Ceres (GO); e Maternidade Leila Diniz, no Rio de Janeiro.
- Difusão da iniciativa de implantação e implementação de casas de parto, também com incentivo oficial do governo federal. Pioneiras foram a Casa de Parto Nove Luas, Lua Nova, em Niterói; a Casa de Parto Monte Azul e a Casa de Parto de Sapopemba, ambas na periferia de São Paulo.
- Muitos profissionais adotando em sua clínica privada, em todo o Brasil, práticas de humanização. Seria injusto mencionar alguns e certamente muitos seriam omitidos, por meu desconhecimento, mas cabe ressaltar a importância do trabalho de pesquisa e assistência ao parto de cócoras de Moisés e Cláudio Paciornik, em Curitiba.
- Instituições de ensino incorporando essas noções em seu currículo: Hugo Sabatino idealizou e implantou na Universidade Estadual de Campinas (Unicamp) o pioneiro Grupo de Parto Alternativo (além de ter sido o organizador da reunião anteriormente mencionada, em que foi criada a ReHuNa, e ter lançado, em conjunto com o professor Caldeyro-Barcia, do Centro Latino-Americano de Perinatologia, um dos primeiros livros que versam sobre humanização na assistência ao nascimento). Depois desta, há instituições de ensino como o Hospital Universitário da Universidade Federal de Santa Catarina e as escolas de enfermagem da USP, a Anna Nery (no Rio de Janeiro), a Estadual do Sul da Bahia e a da Universidade Federal do Rio Grande do Norte. Com os incentivos oferecidos pelo Ministério da

Saúde, muitas outras estão adotando novas práticas de assistência, além de multiplicarem-se os cursos de enfermagem obstetra.

- ONGs, como o Grupo Curumim e Cais do Parto, já há muitos anos vêm trabalhando no sentido de treinar e organizar as parteiras tradicionais – que muito sabem de assistência humanizada –, complementando essa sabedoria com o aperfeiçoamento técnico. Hoje em dia, as parteiras tradicionais são reconhecidas pelo Ministério da Saúde e seu programa de parceria com o Curumim, de treinamento de parteiras tradicionais, recebeu o Prêmio Hélio Beltrão da Administração Federal em 2002.
- Vem aumentando o número de pesquisadores e de grupos de pesquisas sobre o tema. Em termos de grupos, cabe salientar o trabalho conjunto da Secretaria de Saúde do Estado do Maranhão com a Universidade Federal, que editaram um primoroso livro com sua pesquisa sobre a qualidade da assistência dos quatro principais provedores na capital. Entre outros, ainda há o Grupo de Estudos de Gênero, na Escola Nacional de Saúde Pública, e o Genp, do Instituto de Saúde (SES/SP). Embora não seja parte da ReHuNa, o Conselho Regional de Medicina do Estado de São Paulo (Cremesp) também publicou uma muito reveladora monografia, em que reporta sua pesquisa sobre 99 estabelecimentos paulistas que atendem partos.
- Preparadoras para o parto: na medida em que, no processo civilizatório, afastamo-nos de nossos instintos e nos alienamos dos processos fisiológicos de nossos corpos, essa reaproximação pode, e deve, ser conseguida. Algumas profissionais estão há muitos anos oferecendo essa oportunidade às mulheres e quero salientar, principalmente, o trabalho de Fadynha, do Instituto Aurora, no Rio de Janeiro, introdutora, em nosso país, da massagem *shantala* para bebês e organizadora das plenárias da ReHuNa desde seu

surgimento; o trabalho de Vitória Pamplona, propondo uma preparação mais abrangente envolvendo psicodrama; do Espaço Gen, em Brasília; e o de Lívia Pavitra, em Alto Paraíso (GO).

Não menos importante do que as práticas humanizantes é a difusão de nosso ideário. Nesses anos todos, houve várias publicações, vídeos, assessorias a órgãos de imprensa e outros. A partir de 1996, com a organização do I Seminário sobre Nascimento e Parto do Estado de São Paulo, cujo tema era "O resgate da qualidade na assistência ao Nascimento e Parto", vários foram organizados, no Rio de Janeiro, em Juiz de Fora, Fortaleza, Recife, Curitiba... Cabe mencionar, especialmente, a formidável campanha realizada pelo Grupo Curumim, em 1997, na região metropolitana de Recife, cujo slogan – "Parto humanizado: pense nisso!" – repercutiu por algum tempo, visto ter sido veiculado em *outdoors* nas principais avenidas da cidade, nas rádios e nas principais redes de tevê (Globo, SBT e Bandeirantes). Acoplada a essa estratégia de divulgação para o público em geral, foram realizados um seminário, um *workshop*, o lançamento de livros, e conseguiu-se efetivamente mobilizar a opinião pública e sensibilizar os poderes locais. Também é importante deixar registrada a atuação do Instituto Aurora, em publicações e organização dos Encontros de Gestação e Parto Natural Conscientes; do Grupo de Ceres (GO) na produção de vídeos; da ReHuNa de Vitória (ES), com seu vídeo *Sagrado*; do Cais do Parto, na produção de material destinado às parteiras; do jornal *O Ventre*, da Casa de Parto de Niterói; e as publicações da Secretaria Municipal de Saúde do Rio de Janeiro (SES/RJ) e do Genp. E Fadynha teve a luminosa idéia de criar uma lista de discussão, que tem sido um ponto de encontro e trocas muito fertilizante para todos os que tiveram oportunidade de a ela se conectar (e-mail: partonatural@yahoogroups.com.br).

Houve diversas outras atuações importantes da ReHuNa. Por exemplo, angariando várias centenas de assinaturas em abaixo-assinados (ver Anexo 3) com propostas às vezes mais específicas, ou mais gerais, em prol da humanização, em eventos como o VI Encontro Internacional de Mulher e Saúde (1997, Rio de Janeiro), Congresso Brasileiro de Saúde Coletiva (1997, Águas de Lindóia/SP) e IV Congresso Brasileiro de Epidemiologia (1998, Rio de Janeiro). Essas petições foram aprovadas como moções oficiais em todos esses eventos e encaminhadas ao Ministério da Saúde, onde, felizmente, encontraram boa receptividade e contribuíram para a instituição de políticas mais favoráveis a práticas humanizantes.

Outra conquista importante foi a inserção de propostas concretas de humanização nas plataformas eleitorais de vários(as) candidatos(as), nas eleições municipais de 2000. A ReHuNa também esteve presente na XII Conferência Nacional de Saúde (dezembro de 2003, em Brasília), distribuindo documento que enfatizava a necessidade de inserção das propostas de humanização da assistência a nascimentos e partos dentre as resoluções constantes no relatório final (ver Anexo 4).

Paralelamente, nos últimos anos, as enfermeiras obstetras revitalizaram sua organização na Abenfo e reavivaram a discussão sobre o seu papel profissional. Organizadas, conseguiram influenciar algumas das políticas do Ministério da Saúde no que diz respeito à sua formação, com abertura de financiamento para realização de cursos de especialização e habilitação, assim como seu reconhecimento como prestadoras de assistência, havendo hoje em dia remuneração para enfermeiras na assistência ao parto. E foi com mui grata satisfação que a ReHuNa acolheu a filiação da Abenfo, como entidade, em seus quadros.

Um dos pontos culminantes na história da ReHuNa foi sua participação na organização e no desenvolvimento dos trabalhos da Conferência Internacional sobre Humanização do Parto e Nascimento, realizada em Fortaleza, de 2 a 4 de novembro de 2000, em excepcionalmente produtiva parceria com a Jica. Excedendo a nossa expectativa, foi um estrondoso sucesso e mostrou a grande receptividade que há para nossas propostas: eram esperados cerca de mil participantes e, um pouco antes da abertura, já somávamos cerca de 1,2 mil. Ao final, foram contabilizadas quase 2 mil participações provenientes de cerca de vinte países. O nível das conferências, mesas-redondas, *workshops*, apresentações de trabalhos e pôsteres foi excepcional – e a conferência ainda ofereceu oportunidade a manifestações artísticas relativas ao tema. Também a adesão à ReHuNa cresceu significativamente. Isso, sem contar a imensa alegria com que saímos de lá, tendo compartilhado por três dias nossas aspirações, preocupações e esperanças de estar oferecendo, às atuais e futuras gerações, a possibilidade de uma entrada mais aconchegante para a vida neste mundo dos opostos. A ReHuNa lançou a Carta de Fortaleza nessa Conferência Internacional (ver Anexo 2), e foi nessa ocasião também que nasceu a Rede Latino-americana e do Caribe pela Humanização do Parto e Nascimento (Relacahupan), nossa grande parceira e aliada. Depois desta, tivemos a I Conferência Internacional de Ecologia do Parto e Nascimento, em 2002, no Rio de Janeiro (RJ) e em Florianópolis (SC), e em 2004 foi realizada, em parceria com a revista *Midwifery Today*,[2] a II Conferência Internacional de Ecologia do Parto e Nascimento, outra realização importante.

Em janeiro de 2003, tivemos a alegria de receber Debra Pascali Bonaro, da Doulas of North America (Dona), para treinamento de capacitadoras em formação de doulas. Foram realizados dois cursos, um no Rio de Janeiro, outro em Brasília. O programa de doulas comunitárias voluntárias foi incorporado pelo Ministério da Saúde e estão sendo realizados outros cursos oficiais no Brasil, privilegiando as regiões Norte, Nordeste e Centro-Oeste. Além disso, nesse ano constituiu-se a Associação Nacional de Doulas (Ando), cuja presidente é a Fadynha e a vice-presidente, Lucia Caldeyro-Barcia. Desde a sua fundação, a Ando já organizou cursos de doulas no Rio de Janeiro (RJ), em Campinas (SP), em Brasília (DF) e em Porto Alegre (RS) e outros brevemente virão.

2 Revista indexada e movimentos internacionais; anualmente organizam eventos nos vários continentes.

Outro dado importante foi a constituição de grupos de consumidoras: www.amigasdoparto.com.br foi um site pioneiro e grande multiplicador e informativo para mulheres que desejam partos amistosos e respeitosos. O grupo Amigas do Parto se desmembrou em duas linhas: uma parte desenvolve cursos para conscientização das mulheres; a outra se transmudou no Parto Nosso, uma nova lista de discussão.

Muitos outros e outras trabalharam para que chegássemos aonde estamos agora e, em nosso movimento, contamos com vários importantes e apreciáveis parceiros. Além da Jica e da Abenfo, temos contado com o apoio do Ministério da Saúde, do Instituto de Saúde (SES/SP), da Rede Ibfan, da Rede Feminista de Saúde e Direitos Reprodutivos, da Opas, do Unicef, do Projeto Qualis, de deputados e tantos outros... E, atualmente, contamos com o apoio de muitas organizações nacionais e internacionais, que inclusive deram seu auxílio à realização da Conferência Internacional, a quem somos e seremos sempre muito gratos. A ReHuNa tem ocupado um espaço cada vez maior no cenário nacional, tendo inclusive distribuído o documento para delegados participantes da XII Conferência Nacional de Saúde (ver Anexo 4). Em termos de cenário internacional, está se projetando e também fortalecendo suas alianças com a Coalition for the Improvement of Maternity Services (Cims), organização congênere dos Estados Unidos, com a revista *Midwifery Today*, com os movimentos europeus e também com outras organizações latino-americanas. Participará do Congreso de Ecologia del Parto y Nacimiento do México, em 2005, e promoverá vários eventos, com destaque para o +20+5 (vinte anos após a primeira Conferência Internacional, em Fortaleza, e cinco após a de 2000), ou seja, a II Conferência Internacional de Humanização do Parto e Nascimento, prevista para novembro, no Rio de Janeiro.

Hoje em dia, podemos afirmar, com alegria e tranqüilidade, que é possível reverter a dramática situação constatada por ocasião de nosso surgimento – é o que vemos acontecer e estamos construindo. E constatamos, contentes, nosso movimento assumindo dimensões internacionais, como a criação da Relacahupan durante a I Conferência Internacional já citada. É alentador observar como a proposta frutifica e como cada vez mais pessoas se contagiam com este nosso ideário.

Mas nem tudo são conquistas, bem como nem todas as conquistas ocorrem sem suor... ou lágrimas. Em seu constante pioneirismo, a Secretaria Municipal de Saúde do Rio de Janeiro adotou como política oficial a implantação de casas de parto vinculadas a hospitais; todavia, com assistência prestada predominantemente por enfermeiras, seguindo diretrizes emanadas do Ministério da Saúde. A corporação médica, por meio do Conselho Regional de Medicina do Rio de Janeiro (Cremerj), entrou com ação no Judiciário/Ministério Público, com vista a impedir a inauguração dessas casas. Numa audiência pública realizada em 4 de fevereiro de 2004, houve o primeiro confronto, para o qual foram buscados muitos apoios – da sociedade civil, das usuárias, dos conselhos de bairro onde estarão localizadas, de entidades, de profissionais de eminente saber – e a ReHuNa não se eximiu de seu apoio incondicional a essas corajosas iniciativas (ver Anexo 5). No momento em que se escreve este relato, a liminar foi julgada favorável ao funcionamento da Casa de Parto na forma proposta, enquanto o julgamento corre até o veredito final. Por outro lado, vemos como a proposta de casas de parto efetivamente propicia a humanização: em fevereiro de 2005, a Casa de Maria, de São Paulo, foi agraciada com o Prêmio Galba de Araújo, do Ministério da Saúde.

A história da ReHuNa é uma história sempre incompleta: por um lado, muita coisa aconteceu antes de e durante esses mais de dez anos de existência, e esta "cronista" nem chegou a ter notícia de tudo; por outro, ela vem sendo cotidianamente ampliada. Por exemplo: em vista da complexidade e da dimensão continental de nosso país, conceber como poderíamos funcionar demandou-nos algum tempo. Um primeiro grupo de filiados se reuniu em São Paulo, em novembro de 1999, constituindo o primeiro núcleo da ReHuNa. Este foi que, com base em estatutos previamente esboçados e outros de redes similares, como a Rede Feminista, elaborou uma minuta de estatuto para a nossa rede, cuja discussão foi aprofundada em plenária nacional realizada em São Paulo, em junho de 2000. A versão final foi aprovada em plenária ocorrida durante a Conferência Internacional de Fortaleza, em novembro de 2000. Com esse estatuto, constituir um núcleo da ReHuNa ficou muito fácil: basta haver cinco filiados à rede com vontade de compor um núcleo. A partir da Conferência Internacional de Fortaleza, vários núcleos se estruturaram, com propostas de atuação extremamente interessantes, e outros ainda estão em fase de concepção. Ainda em 2003, tivemos notícias da energia rolando no núcleo de Florianópolis, com mil propostas extremamente viáveis, vivas e positivas. Seus integrantes, além de ter conseguido que houvesse uma lei estadual de "obrigatoriedade da presença do acompanhante durante o trabalho de parto e no parto", participaram de uma audiência no Senado Federal, depondo em favor de uma lei nacional do acompanhante. Ambas as leis foram propostas por Ideli Salvatti, então deputada estadual de Santa Catarina e atualmente senadora e também filiada à ReHuNa. Esta lei já foi aprovada no Senado Federal e na Câmara dos Deputados e sancionada em 7 de abril de 2005. A regulamentação referente ao acompanhante foi pioneira no Rio de Janeiro em 1998. Ainda há núcleos em formação ou atuação mais estruturada em Vitória (ES), Campinas (SP), Curitiba (PR), Porto Alegre (RS), Rio de Janeiro (RJ), Brasília (DF), Belo Horizonte (MG), Goiânia (GO) e Montes Claros (MG).

O núcleo de São Paulo foi responsável, em maio de 2000, pelo lançamento da campanha pela concretização de artigo da lei estadual 10.241 de 17 de março de 1999, pela presença de acompanhante de escolha da mulher durante o trabalho de parto e no parto, lei esta proposta pelo deputado Roberto Gouveia. Também foi esse núcleo que lançou, em 12 e

13 de junho de 2003, a Campanha pela Abolição da Episiotomia de Rotina, com a presença da doutora Giselle Tomasso, do Centro Latino-americano de Perinatologia (Clap), e com parcerias com a Faculdade de Saúde Pública da USP, do Comitê Latino-americano e do Caribe para a Defesa dos Direitos da Mulher (Cladem), da Febrasgo, da Abenfo, da Biblioteca Cochrane do Brasil, do Ministério da Saúde, da Secretaria de Estado da Saúde, da Secretaria Municipal de Saúde e outras.

E, em novembro de 2004, numa formidável iniciativa de reorganização, a ReHuNa realizou seu primeiro planejamento estratégico, no qual se propôs uma nova modalidade administrativa em formato de colegiado, que será testada pelo prazo de um ano, até novas eleições. A coragem de inovar e buscar o melhor continua sendo uma característica desse grupo de idealistas, que desejam que mulheres, bebês e suas famílias tenham acesso às vivências gratificantes que parto e nascimento podem ser.

A ReHuNa é uma organização aberta a todos que quiserem partilhar e comungar nossas esperanças de um futuro pleno de nascimentos para uma vida mais humana, digna e saudável. Nossos profissionais se dispõem a compartilhar suas vivências e práticas com outros setores da sociedade (governos federal, estadual e municipal, escolas, faculdades, serviços de saúde, profissionais, outras organizações governamentais e não-governamentais, etc.). Maiores informações, assim como a ficha de filiação, poderão ser conseguidas no site www.rehuna.org.br ou com nossa Secretaria Executiva (sob responsabilidade, atualmente, de Heloisa Lessa, com a colaboração de Ingrid Lotfi), cujo e-mail é rehuna@rehuna.org.br, ou pelo correio:

Rua Bento Lisboa, 14, apto. 1004
Rio de Janeiro, RJ, Brasil
CEP 22221-011

Anexo 1. Carta de Campinas

(1993, DOMÍNIO PÚBLICO)

Para mudar a vida
é preciso primeiro mudar a forma de nascer.
Michel Odent, *Gênese do homem ecológico*

Nós, abaixo nomeadas pessoas, grupos e instituições de Saúde que há anos trabalhamos com a gestação, parto e nascimento, reunimo-nos, em iniciativa autônoma e independente, em Campinas, SP, Brasil, entre os dias 15 e 17 de outubro de 1993, para debater sobre a situação atual do nascer em nossa sociedade.

Analisando as circunstâncias de violência e constrangimento em que se dá a assistência à saúde reprodutiva e especificamente as condições pouco humanas a que são submetidas mulheres e crianças no momento do nascimento, queremos trazer alguns elementos de reflexão à comunidade.

O Brasil apresenta a maior taxa mundial de cesáreas (vários hospitais brasileiros têm 80% ou mais de cesáreas), e este passou a ser o método "normal" de parir e de nascer, uma inversão da naturalidade da vida.[1]

No parto vaginal, a violência da imposição de rotinas, da posição do parto e das interferências obstetras perturbam e inibem o desencadeamento natural dos mecanismos fisiológicos de parto, que passa a ser sinônimo de patologia e de intervenção médica. Estes eventos vitais cruciais tornam-se momentos de terror, impotência, alienação e dor.

Não surpreende que as mulheres introjetem a cesárea como a melhor forma de dar à luz, buscando parto sem medo, sem risco e sem dor. Ela é também via de acesso à ligadura de trompas, método anticoncepcional que tem esterilizado massas de mulheres brasileiras. Esta realidade reprodutiva tem custos psicológicos, sociais e econômicos muito altos.

Na tentativa de garantir a presença do obstetra no parto, signo de segurança, cientificidade e alívio da dor, a mulher assume incondicional e passivamente o papel de doente, entregando-se às intervenções sugeridas pelo médico, que, imerso no contexto de crescente especialização e incorporação acrítica de tecnologia diagnóstica e terapêutica de ponta, afasta-se cada vez mais da concepção de nascimento como fenômeno essencialmente normal, perdendo o conhecimento e a segurança da prática de obstetrícia.

Ninguém informa à mulher que cesárea desnecessária tem risco de morte materna de cinco a trinta vezes maior e morbidade muito mais alta que o parto normal. Também ninguém lhe diz que a cesárea desnecessária multiplica por treze a morbimortalidade perinatal. Ninguém informa ainda que o parto é o pior momento para fazer a laqueadura, expondo a mulher a riscos e arrependimentos futuros.

---

[1] A taxa máxima desejável de cesáreas é de 10% (OMS), encontrada em serviços e países de menor mortalidade perinatal.

Avanços e mudanças socioculturais atuais vêm fazendo com que as mulheres, estimuladas pelo debate que se dá no movimento feminista, comecem a paulatinamente tomar consciência da necessidade de assumir seu papel de sujeito em face das questões da saúde reprodutiva e especialmente no momento do nascimento, e a refletir sobre a progressiva desapropriação da especificidade da sua identidade feminina.

Perante esta situação, a ReHuNa, Rede de Humanização do Nascimento, ora criada, pretende dirigir-se a mulheres, homens, profissionais de saúde e educação, planejadores e elaboradores das políticas de saúde, para:

- mostrar os riscos, para a saúde das mães e dos bebês, das práticas obstetras inadequadamente intervencionistas;
- resgatar o nascimento como evento existencial e sociocultural crítico com profundas e amplas repercussões pessoais;
- revalorizar o nascimento humanizando as posturas e condutas ante o parto e nascimento;
- incentivar as mulheres a aumentar sua autonomia e poder de decisão sobre seus corpos e seus partos;
- aliar conhecimento técnico e científico sistematizado e comprovado a práticas humanizadas de assistência ao parto e nascimento.

Esses objetivos vêm sendo buscados na prática diária de pessoas, profissionais, grupos e entidades preocupados e atentos à melhoria da qualidade de vida, bem-estar e bem-nascer, aliados na luta por uma vida mais humana, digna e saudável.

Acreditamos que várias estratégias e instrumentos podem ser utilizados nesta missão, dentre os quais lembramos:

- implementação das ações do Programa de Assistência Integral à Saúde da Mulher, aprofundando aspectos relacionados à qualidade e humanização da assistência à gestação, parto e puerpério;

- divulgação e adesão às recomendações da OMS na Conferência Internacional de Tecnologias Apropriadas ao Nascimento (22 a 28 de abril de 1985, Fortaleza, Ceará, Brasil;
- trabalho educativo sobre direitos reprodutivos, sexualidade e nascimento voltado à adolescente, mulheres e homens, com ênfase na divulgação do saber científico relativo ao período gravídico-puerperal;
- apoio a iniciativas de humanização do nascimento em serviços públicos e privados, Casas de Parto, grupos de parteiras tradicionais, doulas e ONGs.

Subscrevem o presente documento as abaixo mencionadas pessoas, grupos e entidades:

Anna Volochko – Nismec, Instituto de Saúde e Mulher, Criança, Cidadania e Saúde (MCCS)
Cecília de Oliveira Lollato Lopes – Grupo de Parto Alternativo/Unicamp
Débora Cristina Junqueira de Andrade – Caism/Unicamp
Djanira Ribeiro
Fátima Santa Rosa – Caism/Unicamp
Gabriela Edith Gomes – Hospital Materno Provincial e Caism/Unicamp
Geralda Margarida dos Santos – Maternidade Odete Valadares
Helena Maria Carmo Schuch – Centro Integrado de Estudos e Pesquisa do Homem (CIEPH)
Hugo Sabatino – Caism/Unicamp
Isabel Regis – Depto. Psicologia/Universidade Federal de Santa Catarina
Jacira Curado Barbosa – Maternidade Odete Valadares
Lissandra Rocha Porto – Caism/Unicamp
Lívia Martins Carneiro – Núcleo de Saúde da Mulher/Hospital São Pio X
Lívia Pavitra
Lucya Caldeyro de Sabatino – Grupo de Parto Alternativo/Unicamp
Lúcia Maria Pires da Silva – Casa do Parto "Nove Luas/Lua Nova"
Maria de Lourdes Teixeira (Fadinha) – Instituto Aurora de Yoga e Terapias
Maria Ester Vilela – Núcleo de Saúde da Mulher/Hospital São Pio X

Maria Luiza Nicoletti Marques (Malu) – FCM/Unicamp
Maria Silvia Setúbal – Caism/Unicamp
Marisa Rodrigues – Grupo de Parto Alternativo/Unicamp
Melodie Radler Venturi – Coletivo Feminista Sexualidade e Saúde
Mirian Faury – PUCCAMP/SOS Ação-Mulher-Família
Paola Frisoli – Núcleo de Saúde da Mulher/Hospital São Pio X
Paula Viana – Grupo Curumim
Regina Célia Sarmento – Caism/Unicamp
Silvia Bonfim – Maternidade Escola Assis Chateaubriand
Silvia Nogueira – Grupo de Parto Alternativo/Unicamp
Solange Dacach – Rede de Defesa da Espécie Humana (Redeh)
Suely Carvalho – Cais do Parto
Vânia de Freitas Maciel - Casa do Parto "Nove Luas/Lua Nova"
Verônica Gomes Alencar – Prefeitura Municipal de Campinas
William Alexandre de Oliveira – Caism/Unicamp

(Seguiam-se 14 das Recomendações da Organização Mundial de Saúde, de 1985, referentes à assistência a partos e nascimentos.)

Anexo 2. Carta de Fortaleza

(1998, Domínio Público)

Quinze anos se passaram. Desde o encontro planejado pelo doutor Galba de Araújo, entre outros, ocorrido aqui em Fortaleza, onde hoje realizamos esta Conferência Internacional, muito se discutiu e muito se fez pela melhoria da atenção ao Parto e ao Nascimento. Das recomendações emanadas daquela reunião, referendadas e ampliadas pela Organização Mundial de Saúde no documento de atenção ao parto normal, em 1996, obtivemos as informações necessárias para propor alterações e realizar modificações em diversas instituições de saúde, que nos mostraram como pode ser melhor a atenção e os cuidados que devemos oferecer às mulheres e seus bebês, mas também o quanto ainda temos que avançar.

Um novo milênio nasce. Esperança que se renova de uma vida melhor para todos. Paz, justiça e fraternidade, num mundo com mais harmonia e menos desigualdade. Conhecimento e tecnologia a serviço da humanidade, com respeito às diferenças culturais e religiosas. O fim da fome e da miséria. Educação e saúde como direitos fundamentais disponíveis para todos. Direitos sexuais e reprodutivos garantidos para mulheres e homens. Respeito e proteção ao meio ambiente, preservar o planeta, nossa casa.

De que forma nascemos e estão nascendo hoje nossos contemporâneos? "Como desejamos que nasçam aqueles que nos sucederão?" O que foi que aprendemos nestes últimos mil anos que pode nos ajudar a garantir um nascimento mais saudável e uma vida melhor para nossos filhos e filhas? O que foi que incorporamos à fisiologia da gestação, trabalho de parto, parto, puerpério e cuidados neonatais que foram benéficos, não só às mulheres e bebês, mas também às pessoas e à sociedade, e o que foi que incorporamos que foi prejudicial nos vários aspectos relativos à saúde? Esta pergunta é ainda mais importante para as gestações sem risco ou de baixo risco, que constituem a grande maioria delas e que são o grupo no qual os benefícios da atenção médico-hospitalar oferecida da maneira como hoje conhecemos são os mais questionados.

A resposta a essas perguntas nos obriga a olhar para trás e repensar toda a trajetória percorrida ao longo da história da humanidade e tentar entender não só os aspectos médicos, mas também as questões de gênero, socioculturais e econômicas que permearam a construção dos diferentes modelos de atenção ao parto e ao nascimento que conhecemos hoje em dia. O que sabemos? Por que e o que queremos mudar? Quais as evidências que devem embasar nossas decisões?

A primeira certeza é a de que devemos ouvir mais as mulheres e aprender com elas quais as suas necessidades. Desta forma estaremos começando a construir um modelo que estará com certeza mais voltado aos interesses da sua principal protagonista. Também temos a certeza de que toda a segurança que a tecnologia tem a oferecer deve estar disponível nos diversos níveis da assistência, porque não podemos mais aceitar taxas de morbidade e de mortalidade materna e perinatal tão altas quanto as que ainda encontramos e que podem e devem ser diminuídas o quanto antes.

É preciso pensar também em que locais esse parto e esse nascimento estarão acontecendo e quem estará assistindo a mulher e o recém-nascido. A formação dos diversos profissionais, desde a parteira tradicional até o obstetra especialista em gestações de alto risco, passando pela enfermeira obstetra e pelo médico generalista, sem dúvida interfere com sua atuação e esse fato deve ser levado em consideração. A violência institucional que hoje marca a rotina de muitas instituições de saúde, as histórias de negligência e abandono não devem mais se repetir.

Um novo milênio. Como queremos que nasçam nossas filhas e filhos? Como queremos que sejam assistidas as mulheres que perpetuarão a vida em nosso planeta? Como queremos receber estes novos seres humanos? Não temos todas as respostas, mas temos as seguintes certezas:

- A mulher deve ter acesso aos serviços de saúde, o direito a planejar sua prole, seus direitos sexuais e reprodutivos respeitados, a uma atenção pré-natal de qualidade ou a um tratamento humanizado ao abortamento incompleto, seja este espontâneo ou provocado.
- A mulher grávida tem direito a uma referência para o local do parto.
- A mulher tem direito a uma assistência que lhe garanta, e à sua família, não apenas segurança, como também a possibilidade de viver o momento do nascimento como um acontecimento social e cultural, com respeito à sua privacidade.
- A mulher tem o direito a optar pelo local onde ter seu filho e a escolher o profissional que irá assisti-la e o(a) acompanhante que irá permanecer ao seu lado.
- A mulher tem direito às informações disponíveis sobre gravidez, parto e cuidados com o recém-nascido.

- A mulher tem direito a fazer um plano de atenção ao parto que seja respeitado pelas instituições de saúde.
- A mulher em trabalho de parto normal deve ter sua assistência conduzida com base nas recomendações feitas pela OMS no documento sobre assistência ao parto normal, de 1996.
- A mulher que puder, e que assim o desejar, deve ser incentivada e apoiada a realizar o aleitamento materno exclusivo sob livre demanda até o sexto mês de vida e depois, junto com outros alimentos, até o segundo ano de vida.
- A criança recém-nascida tem direito a cuidados imediatos, quando estes forem necessários, e a permanecer todo o tempo com sua mãe, sendo oferecido todo o apoio para que os vínculos familiares sejam estabelecidos.
- A mulher tem direito a um acompanhamento pós-parto e também direito ao acompanhamento do crescimento e desenvolvimento de seu(sua) filho(a).

Essas medidas tão simples e possíveis de ser implementadas nos serviços de saúde de nosso país não podem mais esperar para se tornar realidade. Os resultados perinatais e as taxas de morbimortalidade materna resultantes da assistência prestada no Brasil não nos permitem mais conviver com um modelo de assistência que tem sido responsável pelas maiores taxas de parto operatório do mundo e por mortes desnecessárias de mães e bebês. Nós, da ReHuNa, presentes nesta Conferência Internacional para Humanização do Parto e Nascimento, queremos já, o quanto antes, que as mulheres tenham a possibilidade de parir e nascer com dignidade e afeto, sendo acolhidas por pessoas que percebam o parto e nascimento como um momento único, como uma expressão de amor.

ReHuNa – Rede pela Humanização do Parto e Nascimento

Em 3 de novembro de 2000

Anexo 3. Texto de um abaixo-assinado

(1998, GENP/REHUNA)

Nós, participantes do IV Congresso Brasileiro de Epidemiologia, realizado no Rio de Janeiro de 1 a 5 de agosto de 1998, considerando:

- a problemática da qualidade da assistência ao nascimento e ao parto, que se evidencia em altas taxas de mortalidade materna e perinatal;
- a inadequação do processo de assistência, que se traduz em altas taxas de cesárea e outras intervenções desnecessárias;
- as propostas de incentivo ao parto vaginal encampadas pelos Conselhos Federal e Regionais de Medicina, incluindo-se a Campanha Natural é Parto Normal;
- as recentes medidas do Ministério da Saúde visando à redução de nossos vergonhosos índices de cesárea e a Humanização da Assis-

tência ao Parto, que incluem o incentivo à assistência ao parto por profissionais não-médicos;

- a importância de se ter uma equipe multidisciplinar integrada em torno de princípios éticos e que privilegiam a saúde e o bem-estar da mãe e do bebê;
- as recomendações da Organização Mundial de Saúde em relação ao parto normal, em que se indica a parteira diplomada como profissional mais apropriada para prestar essa assistência, indicação esta endossada pela Federação Internacional de Ginecologia e Obstetrícia (Figo).

Propomos que o Ministério da Saúde envide esforços para a consolidação de uma política de formação de profissionais especializados na assistência humanizada ao nascimento e ao parto, investindo:

- na reestruturação dos cursos de obstetrícia e de enfermagem obstetra;
- no apoio ao projeto-lei de iniciativa do deputado federal Eduardo Jorge, que propõe a criação do Curso de Técnico em Obstetrícia Humanizada;
- na formação contínua, isto é, na capacitação de equipes multiprofissionais para atuarem na assistência humanizada ao nascimento e ao parto.

Assinaturas:

____

____

____

____

____

____

____

Anexo 4. Documento distribuído na XII Conferência Nacional de Saúde

(2003, Domínio Público)

Considerando:

- que "o SUS que temos", embora tenha como marcos a universalidade, a integralidade, a eqüidade, com controle social, ainda se tem restringido à visão biológica do ser humano, ao cuidado fragmentado e que não atende aos interesses da maioria da população;
- que este modelo, no campo da assistência à gestação, ao parto e ao nascimento, da forma como se processa atualmente, não tem conseguido reduzir os índices de morbimortalidade materna e perinatal;
- que as medidas propostas pelo Ministério da Saúde voltadas para a humanização do parto e do nascimento não têm sido implementadas em toda a sua abrangência;
- que esta situação vem aumentando o clima de insegurança das mulheres na gestação e no parto,

Propomos, para "o SUS que queremos":

- que sejam adotados como marcos norteadores a integralidade da assistência a seres humanos, indo além da visão biológica, e que se garanta os direitos da mulher, da criança e da família, e que as práticas realizadas nas maternidades do SUS adotem como base as evidências científicas, de acordo com o preconizado pela Organização Mundial de Saúde, pela Biblioteca Cochrane e pelas normas e diretrizes do Ministério da Saúde;
- continuidade dos projetos de humanização da assistência ao Parto e Nascimento, com maior alocação de recursos para a implementação de:
  a) Centros de Parto Normal.
  b) Incentivos à formação de doulas.
  c) Incentivos maiores à formação e capacitação de enfermeiras obstetras e parteiras.

- retomada das discussões com o aparelho formador de profissionais de assistência a partos e nascimentos (a exemplo do Seminário sobre Cesárea, em Campinas, setembro de 2002) com vista à adoção do novo modelo, constante no documento do Ministério da Saúde "Parto, Aborto e Puerpério: assistência humanizada à saúde";
- alocação de recursos para implantação e implementação dos comitês de mortalidade materna e perinatal;
- Sensibilização dos gestores (Conass, Conasems e Cosems) para as políticas de humanização da assistência a Nascimentos e Partos;[1]
- incluir conceitos e conteúdos de assistência humanizada à gestante, à parturiente, à puérpera e ao recém-nascido em capacitações

[1] Conass: Conselho Nacional de Secretários de Saúde; Conasems: Conselho Nacional de Secretários Municipais de Saúde: Cosems: Conselhos de Secretários Municipais, de instância estadual.

de Equipes de Saúde da Família, Agentes Comunitários de Saúde e Conselheiros de Saúde;

- manutenção do Prêmio Galba de Araújo, assim como criação de outros mecanismos de incentivo à qualidade e humanização na assistência ao nascimento e parto;
- definição de prazos para a implantação obrigatória de condições para acolher acompanhantes durante o trabalho de parto e no parto;
- fiscalização dos hospitais universitários e dos vinculados a escolas de medicina com vista a coibir altas taxas de cesárea;
- instrumentalizar a Vigilância Sanitária e as Unidades de Controle e Avaliação de acordo com os conceitos de humanização.

Rede pela Humanização do Parto e Nascimento (ReHuNa)
e-mail: rehuna@ig.com.br

CARTA ABERTA À COMUNIDADE*

Aos

Excelentíssimos Senhores Diretores da Santa Casa de Misericórdia de Guaxupé

Gostaríamos de manifestar nosso absoluto espanto e indignação diante da negativa ao nosso pedido da presença do pai durante o nascimento do nosso filho. Parece-nos absolutamente incrível tal negativa, e ainda mais sendo baseada em argumentos tão fracos.

Inesperado para nós foi encontrar um entrave justamente no item que nos parecia ser o mais fácil, mais lógico, e o mais amplamente adotado em todos os centros médicos decentes existentes em nosso país – a presença do pai –, pois todas as outras solicitações que fizemos à equipe médica que nos atenderia, no sentido de conseguirmos um parto o mais natural e humanizado possível, foram atendidas. Assim, fica claro que essa instituição tem uma estrutura física muito boa, um laboratório de ótima qualidade, uma suíte de primeiro mundo, e profissionais de várias áreas dispostos a melhorar a qualidade do atendimento visando à humanização do mesmo. Apenas os senhores diretores se negam a evoluir da mesma forma.

Gostaríamos de obter então uma resposta mais honesta, pois nos parece que a decisão dessa diretoria vem sem nenhum embasamento lógico. Dizer que não permitem a presença do pai devido ao risco de infecção é no mínimo nos tomar por tolos. Dizer que não querem mudar o modo como sempre agiram (abrindo uma exceção) é o mesmo que se passar por tolos. Por fim, dizer que não há estrutura física para nos atender!! Qual é a estrutura necessária para o pai estar junto na sala do parto?!!

Permitam-nos analisar seus argumentos um a um.

1) Risco de infecção: Talvez pensem que a pele de um NÃO-médico carrega mais vírus e bactérias do que a de um médico e, em sendo assim, o pai só pode estar presente se também for um de vocês. Sim, porque sabemos que se o pai fosse

* Esta carta aberta constava no verso do documento distribuído na XII Conferência Nacional de Saúde.

médico ele poderia entrar sem nenhum problema, mesmo que não fosse obstetra ou pediatra. Realmente o argumento de controle de infecção para barrar a presença do pai é infinitamente fraco.

2) Não abrir uma exceção, já que o mesmo pedido já foi negado para outras famílias, e uma permissão agora abriria um precedente. Isso nos parece o mesmo que dizer: "somos atrasados, gostamos de ser assim e pretendemos continuar sendo, a não ser que venha uma lei que nos obrigue a evoluir ou escolher outra profissão".

   Os senhores, justamente por lidar com vidas humanas, deveriam ser os primeiros a ter um verdadeiro interesse em estar sempre atualizados. No entanto não parece ser esse o caso, já que atualmente não só a presença do pai é permitida, como também a de uma profissional chamada de doula, cuja função é dar suporte ao casal que passa por este momento que é tão especial e ao mesmo tempo de grande intensidade emocional. Ela atua acompanhando o casal durante todo o trabalho de parto, proporcionando ganhos tanto físicos quanto emocionais. Valeria a pena inteirarem-se das evoluções no atendimento às parturientes, pois se acham muito atrasados.

3) Finalmente quanto ao último argumento: falta de estrutura física. Esse é o mais difícil de comentar tal o seu despropósito! Qual a estrutura necessária para que o pai possa estar presente na sala de parto?! Um banquinho para ele se sentar atrás da mãe? A indumentária adequada para ele vestir?! Um pouco de sabão e álcool iodado para lavar as mãos? É isso que falta?! Parece-nos que é muito mais a falta de boa vontade e visão humanitária.

É um absurdo que seja necessária uma lei que os obrigue a agir de forma mais humana no tratamento a seres humanos![2] Assim, enquanto não vem a lei, continuamos a ser tratados como números, como mais um "caso", ou apenas mais um parto.

[2] O projeto de Lei 195/2003, em tramitação no Senado Federal, de autoria da senadora Ideli Salvatti (PT-SC) torna obrigatória a presença de acompanhante de escolha da mulher durante o trabalho de parto e no parto. Maiores informações no site www.ideli.com.br.

E já que estamos falando em estrutura: nossa Santa Casa dispõe de recursos para reformar uma suíte, tornando-a "digna de primeiro mundo", e, no entanto, não pode comprar mais um banquinho para o Centro Obstétrico? Realmente nos tomam por tolos...

Para encerrar queremos deixar claro que nosso repúdio a tal negativa refere-se exclusivamente a esse evento e que absolutamente nada temos contra vossas pessoas. Apenas gostaríamos de ser considerados e tratados como adultos, bem informados e capazes, pois nos sentimos ofendidos obtendo uma resposta baseada em argumentos tão descabidos.

Lamentamos muito sermos obrigados a levar recursos que poderiam pagar profissionais de nossa cidade para outro Estado, e a empreender uma viagem durante um trabalho de parto, com todo o desconforto e até com certo perigo que isso pode acarretar, apenas para buscar o que consideramos ser nosso de direito: sermos atendidos como uma família digna de respeito.

Sem mais para o momento, subscrevemo-nos:

Raul Luís Mendonça Nunes, que antes deste esteve presente em todos os nascimentos de seus filhos (sendo o primeiro há 18 anos).

Vânia Cristina Rondon Bezerra, psicóloga hospitalar.

Luís Felipe Nunes, nascido em 12/11/2003, na presença do pai.

Guaxupé, 19 de novembro de 2003

Anexo 5. Manifesto ReHuNa: Em favor das casas de parto no Rio de Janeiro

Reconhecemos:

- que o modelo de assistência que orientou a organização dos serviços de saúde no Brasil é um modelo voltado para a doença e para o risco;
- que esse modelo adota o paradigma de processamento industrial da assistência, objetificando sujeitos e, portanto, não abrindo a possibilidade de reconhecimento das individualidades e subjetividades, assim como não se abrindo para a manifestação do sofrimento e da dor;
- que uma das expressões mais perversas desse modelo é a linha de produção de cesáreas, que em muitas ocasiões desconsidera questões referentes à maturidade fetal, assim como o que seria mais recomendável como boa prática obstetra;

- que o alto índice de cesarianas e outras intervenções desnecessárias, além de se refletirem em maior dano para mães e bebês, coloca nosso país como alvo preferencial de críticas por parte de organismos internacionais e de cientistas adeptos das boas práticas;
- que partos e nascimentos NÃO são fenômenos de doença, mas sim a mais alta expressão de saúde, vigor e vitalidade – uma vez que é quando a VIDA se expressa em seu mais alto poder gerador.

Em conseqüência, somos favoráveis à instalação das Casas de Parto no município do Rio de Janeiro, com assistência prestada por enfermeiras, porque:

- Casas de Parto são modelos de assistência a partos e nascimentos baseados na visão desses eventos como processos saudáveis e contribuintes para maior qualidade de vida e saúde das mulheres e seus bebês;
- nesses ambientes é possível a prestação de atendimento mais individualizado, mais respeitador dos processos fisiológicos e naturais;
- as enfermeiras, dependendo de como terá sido sua capacitação, terão condições de conduzir a assistência adotando mecanismos não farmacológicos de controle da dor, assim como de adotar medidas não invasivas e menos traumatizantes na condução do processo de parto – e de realizar a reanimação neonatal de acordo com os princípios da Academia de Pediatria Americana quando for necessário;
- a assistência em Casas de Parto tem resultados que vão além da redução de morbidade e mortalidade (que são mais freqüentes nos ambientes que tratam de doentes, como os hospitais) – a facilitação do vínculo mãe–filho, ou mãe–pai–filho é potencializada, com efeitos na saúde mental da família;
- em países desenvolvidos, como Holanda, Japão, Alemanha, Áustria e outros, cujos indicadores de mortalidade e morbidade são consi-

deravelmente baixos, assim como suas taxas de cesárea, esse modelo de assistência a partos e nascimentos em casas de parto por obstetrizes faz parte da rotina de atendimento obstétrico – e profissionais de enfermagem e medicina atuam "como equipe, em colaboração", no sentido do melhor bem-estar possível de mães e bebês.

Portanto, consideramos que a mudança de modelo de assistência corajosamente proposta pela Secretaria Municipal de Saúde do Rio de Janeiro:

a) leva em consideração recomendações de organizações internacionais, como a Organização Mundial de Saúde (OMS), o Centro Latino-americano de Perinatologia, a Federação Internacional de Ginecologia e Obstetrícia, assim como as mais atualizadas publicações constantes na Biblioteca OMS de Saúde Reprodutiva e Biblioteca Cochrane, o que se convencionou denominar Medicina Baseada em Evidências Científicas;
b) está solidamente legitimada em diretrizes políticas emanadas do Ministério da Saúde, que inclusive instituiu linhas de financiamento para constituição de casas de parto e habilitação de enfermeiras obstetras;
c) é um avanço no sentido de se oferecer assistência humanizada, e mais uma vez uma iniciativa que denota o pioneirismo da equipe responsável pela saúde dos habitantes da cidade do Rio de Janeiro.

E, finalmente:

Acreditamos que as reações e atitudes dos atuais ocupantes do Conselho Regional de Medicina do Rio de Janeiro (Cremerj), que culminaram na realização desta audiência, são resultantes ou do desconhecimento das recomendações internacionais e evidências científicas, ou de resistências à mudança de modelo, seja por conveniências que não consideram o que seria melhor para mães e bebês, seja por compromissos escusos com o grupo de profissionais que se beneficia com a atual situação de excesso de intervenções.

Médicos conhecedores de evidências científicas e preocupados com o bem-estar de mães e bebês são, e serão sempre, nossos aliados e parceiros, neste movimento iniciado há mais de dez anos pela humanização do parto e nascimento!

Rio de Janeiro, 4 de fevereiro de 2004

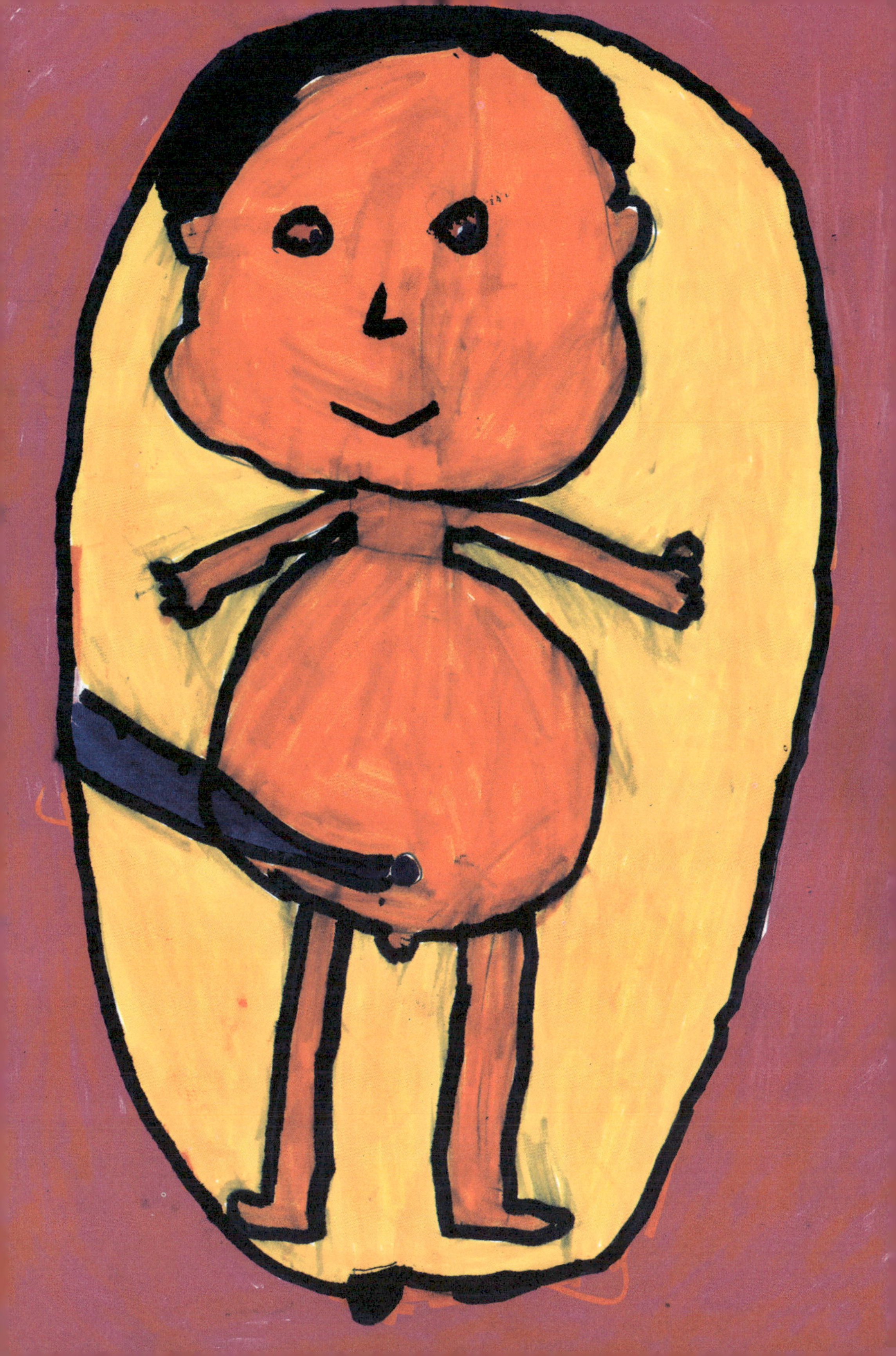

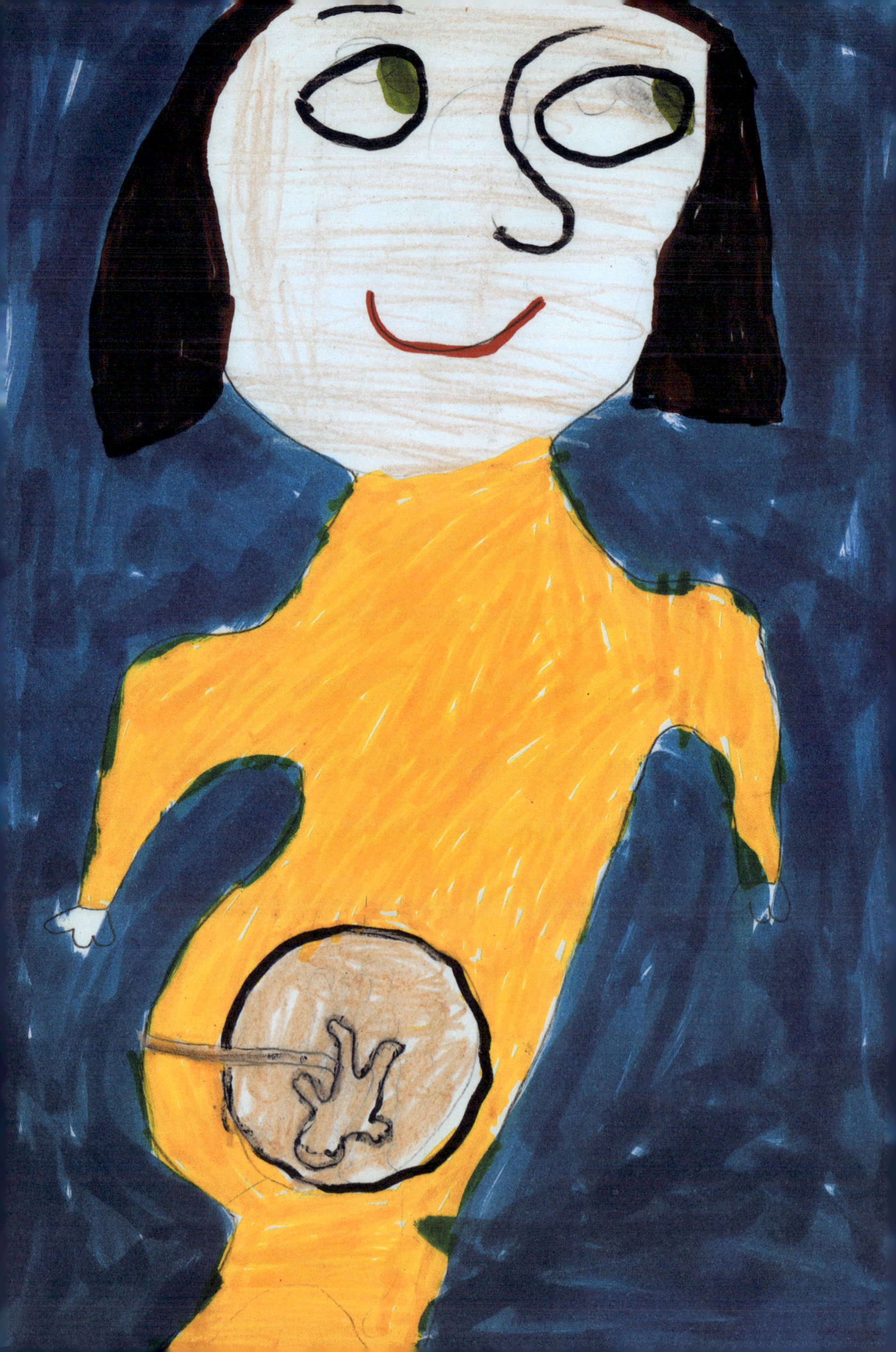

Sobre os autores

Angela Gehrke da Silva: Parteira diplomada na Alemanha, aperfeiçoou seus estudos com Fréderic Leboyer. Por muitos anos foi responsável pela assistência a gestações e a nascimentos no ambulatório da Associação Comunitária Monte Azul, do Jardim Monte Azul, bairro periférico da zona sul do município de São Paulo; era procurada e acolheu, todavia, parturientes de várias classes sociais, procedentes de outros bairros e mesmo de outros municípios e estados. A Casa de Partos por ela criada nessa região foi modelo inspirador para a proposta de implantação de Centros de Parto Normal do Ministério da Saúde. Faleceu em 5 de março de 2000.

Fábio Henrique de Mello: Coordenador de cursos de qualificação profissional na Federação da Alimentação. Cidadão consciente de seus direitos. E-mail: fabio.h.mello@bol.com.br.

Gabriel Ventura: Pediatra neonatologista, com formação e doutorado pela Universidade de Paris e doutor em Saúde Pública pela USP. Atualmente é assistente no berçário do Hospital Universitário da USP e integrante do Grupo de Estudos em Saúde Perinatal. E-mail: venturag@uol.com.br.

Marcos Roberto Ymayo: Médico especialista em Obstetrícia e Ginecologia, doutor em Medicina pela Escola Paulista de Medicina, supervisor do Serviço de Obstetrícia e Ginecologia do Hospital Santa Marcelina, diretor técnico do Hospital Santa Marcelina do Itaim Paulista.

Maria Cecília Dias de Miranda: Mãe de 4 filhos, cientista social formada pela Universidade de São Paulo, especialista em saúde coletiva pelo Instituto de Saúde (SES/SP), doula formada pelas Doulas do Brasil e Amparo Maternal. Participa da coletânea *Mulheres contam o parto* (organizada por Nogueira, A.T. e Lessa C. São Paulo, Itália Nova Editora, 2003). E-mail: cecilmiranda@uol.com.br.

Maria de Lourdes da Silva Teixeira, a Fadynha: Doula há 27 anos; fez Curso de Capacitação de Doulas da Dona. É treinadora, fundadora e presidente da Associação Nacional de Doulas (Ando); professora de ioga para gestantes e pós-parto com método próprio; introdutora da *Shantala* no Brasil, em 1978; uma das fundadoras da ReHuNa; educadora perinatal; autora do livro e CD *Meditações para gestantes* (Rio de Janeiro, Sextante, 1999) e do livro *A doula no parto* (São Paulo, Ground, 2003). É realizadora do Encontro de Gestação e Parto Natural Conscientes, que acontece anualmente e já está na sua 15ª edição. E-mail: fadynha@doulas.org.br.

Marinês Martins Miranda: Psicóloga, especialista em Saúde Coletiva pelo Instituto de Saúde (SES/SP).

Monique Bourget: Formada em medicina pela Universidade McGill, Montreal, em 1992, com residência em medicina de família na mesma universidade. Veio ao Brasil no final de 1994 e atuou na coordenação do Programa Saúde da Família desde janeiro de 1996, no PSF Santa Marcelina (implantação, capacitação, avaliação e acompanhamento). Coordena a residência em medicina de família e de comunidade na Casa de Saúde Santa Marcelina desde 1995, que atualmente é uma residência multiprofissional de 10 categorias, com 84 residentes em saúde da família. Foi diretora técnica da OSS Santa Marcelina de 1998 a 2005 e nesse período foi responsável pela implantação da Casa de Maria (2002). Junto com o dr. Marcos Ymayo trouxe o curso do Advanced Life Support in Obstetrics (Also) para o Brasil, no qual atua como coordenadora da comissão do Brasil. É religiosa da Congregação Santa Marcelina desde 1985 e diretora de capacitação e formação da Sociedade Brasileira dos Médicos de Família e Comunidade. E-mail: direcitaim@uol.com.br.

Regina Maria Gonçalves Barcellos: Arquiteta pela FAU - Silva e Souza, Rio de Janeiro, 1976, com especialização em Arquitetura do Sistema de Saúde, UnB, 1985. Especialização em Planejamento Estratégico e Gestão em Saúde, ENSP - Fiocruz, 1994. Aperfeiçoamento em Biosseguranca, ENSP - Fiocruz, 2001. Gerente de Infra-estrutura em Serviços de Saúde da Anvisa. Desde 1985, trabalha no Ministério da Saúde, na área de Planejamento Físico de Estabelecimentos de Saúde, qualidade do ar interior e as normas para o gerenciamento de resíduos de serviços de saúde. É autora do capítulo "Materiais de acabamento em estabelecimentos de saúde", em *Temas de arquitetura de Estabelecimentos de Saúde* (Salvador, FAU/UFBA, 2002). E-mail: arquitetura.engenharia@anvisa.gov.br.

Rui de Paiva: Pediatra, especialista em Pediatria pela Sociedade Brasileira de Pediatria; especialista em Saúde Pública pela Unesp; mestre em Epidemiologia pela USP. Ex-coordenador da área técnica de Saúde da Criança, Coordenadoria de Planejamento em Saúde da Secretaria de Estado da Saúde de São Paulo. Pesquisador do Instituto de Saúde (SES/SP). E-mail: ruipaiva@uol.com.br.

Silvia De Ambrosis Pinheiro Machado: Psicóloga pela PUC/SP; psicoterapeuta de adultos. Membro do Grupo de Apoio a Maternidade e Paternidade; iniciou e desenvolve o atendimento domiciliar pós-parto; implantou e coordena, desde 1994, o programa "Educação e prevenção na gestação, pós-parto e primeiro ano de vida" no Citibank e em outras empresas (Natura, Avon, Unilever); supervisiona a equipe de psicólogas do puerpério do Amparo Maternal.

Sonia Isoyama Venâncio: Pediatra, doutora em Saúde Pública pela Faculdade de Saúde Pública da USP, pesquisadora científica V do Instituto de Saúde (SES/SP), conselheira em amamentação e membro da ReHuNa. E-mail: soniav@isaude.sp.gov.br.

Sonia Nussenzweig Hotimsky: Cientista social pela PUC-SP e tradutora. Mestre em Saúde Pública pela Faculdade de Saúde Pública da USP e doutoranda do Departamento de Medicina Preventiva da Universidade de São Paulo. E-mail: sonianhotimsky@uol.com.br.

Créditos das ilustrações

61,00
08/11
PUROMA/ASS. MULHER